RECHERCHES

SUR

LE MAUVAIS AIR

ET SES EFFETS.

Au Lecteur.

Dans l'espoir de pouvoir confectionner à peu de frais de belles éditions, et de communiquer facilement avec les Personnes qui m'honorent de leur confiance, j'ai demandé et obtenu l'autorisation de transporter à Versailles le matériel que je faisais valoir à Coulommiers. Muni de tout ce qui est nécessaire pour bien exécuter; je me charge, par des procédés accélérés et économiques, des impressions en tous genres, à des prix très-modérés.

Possesseur d'un bon nombre de volumes neufs de tous formats des grands ouvrages de nos bons auteurs, je complète ceux qui sont dépareillés. — Je traite avec les Auteurs pour l'achat ou le placement de leurs productions. Mon Catalogue sera envoyé *franco* aux Personnes qui en feront la demande.

Je poursuivrai les contrefacteurs de cet ouvrage, qui est ma propriété.

RECHERCHES

SUR

LE MAUVAIS AIR

ET SES EFFETS;

Par M. RIGAUD DE L'ISLE,

Membre correspondant de l'Institut
(Académie des Sciences).

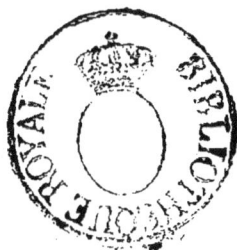

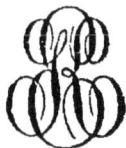

A PARIS,

CHEZ MILLERAND-BOUTY, LIBRAIRE,
PLACE DESAIX, N° 27, PRÈS LE PONT-NEUF;

DELAUNAY ET GARNIER, AU PALAIS-ROYAL.

1832.

TABLE DES CHAPITRES

CONTENUS DANS CE VOLUME.

FIN DE LA TABLE.

AVANT-PROPOS.

M. RIGAUD DE L'ISLE, auteur de cet ouvrage, avait été envoyé à Rome par le Gouvernement, en 1810, avec MM. *De Prouy* et *Yvart,* pour faire des recherches sur les moyens d'opérer le desséchement des Marais Pontins, et de rendre à l'agriculture les terres incultes des environs de Rome.

Ces contrées étant dépeuplées par les maladies épidémiques, il devait entrer dans son plan d'examiner la composition, les causes et les effets du mauvais air.

Il s'était précédemment occupé de cet objet dans sa propriété de l'Isle (département de la Drôme), qu'avoisinent quelques marais; et, depuis son retour de Rome, il fit de nouvelles expériences dans les contrées malsaines situées vers l'embouchure du Rhône.

Il avait aussi recueilli tous les faits anciens et nouveaux, ainsi que les sentimens divers qui se rattachent à ce sujet.

On appréciera ses recherches et ses opinions sur le mauvais air (*aria cativa*), les épidémies, la contagion, la rosée qu'il a analysée avec soin.

En 1814, M. *Rigaud de l'Isle* étant membre du Corps législatif, avait lu un fragment de son travail à l'Institut (Académie des Sciences), qui, à cette occasion, l'admit parmi ses membres correspondans.

En 1826, au moment où la question de la contagion s'agitait vivement, l'auteur revoyait ses *Recherches*, et s'occupait à les compléter, lorsque la mort
vint le surprendre.

Ses enfans ont cru faire une chose utile en pu-
bliant son ouvrage, auquel l'invasion du choléra en
Europe donne un nouveau degré d'intérêt, malgré
quelques lacunes et quelques imperfections que l'auteur eût fait disparaître s'il avait pu y mettre la dernière main. On regrettera surtout que quelques parties, et notamment les cinquième et dernier chapitres, soient demeurés inachevés.

M. *Rigaud de l'Isle* est auteur d'un autre ouvrage dans lequel il examinait les deux questions suivantes, qui paraissaient se rattacher plus particulièrement à l'objet de la mission qu'il reçut en 1810.

1°. Pourquoi les environs de Rome ont-ils été
laissés incultes?

2° Pourquoi sont-ils malsains?

Une partie seulement de ce travail a été trouvée
dans ses papiers, et cette partie suffit pour faire juger toute l'importance de l'ouvrage. On suppose que,
remis par l'auteur au Gouvernement français, à son
retour de Rome, le manuscrit original se trouve
dans quelque dépôt public; des recherches sont faites
pour le découvrir. Si on y parvient, on le publiera
également.

DU
MAUVAIS AIR.

CHAPITRE PREMIER.

INTRODUCTION.

L'usage semble avoir tellement consacré l'expression, *mauvais air*, l'*aria cativa* des Italiens, que nous croyons pouvoir l'employer sans inconvénient. L'essentiel est qu'elle n'offre rien de contraire à l'idée qu'on se formera de sa nature et de ses propriétés.

Ce n'est pas en effet uniquement parce qu'un air est insalubre ou malsain qu'on le nomme ainsi. Il peut être chargé d'exhalaisons minérales ou gazeuses, comme dans certaines mines, près des volcans, dans une infinité d'ateliers, sans être celui auquel nous entendons donner le nom de *mauvais air*. Celui-ci se montre uniquement dans les contrées marécageuses ou dans leur voisinage. Il existe toute l'année ou seulement à certaines époques déterminées par la température ou les vents; mais il donne constamment lieu à une classe de maladies nombreuses, variées, et toujours suivies de certains caractères généraux bien connus qui leur sont communs.

Dans tous les tems il a été connu à Rome; on y rendait une espèce de culte aux déesses Cloacine et

1

Mephyti. Les écrivains romains et leurs poètes ne cessent de parler du mauvais air, qu'ils désignent par différentes épithètes; Tacite lui donne celle d'*infamis aër,* d'autres celle de *gravis,* soit qu'ils eussent reconnu quelques-unes de ses propriétés, soit plutôt qu'ils en jugeassent par ses effets sur l'organisation.

Ils cherchèrent aussi à expliquer son action; plusieurs l'attribuèrent à des miriades de petits insectes (1) sortis des eaux croupissantes qui se seraient répandus dans l'atmosphère et s'introduisent dans nos corps par la respiration, tantôt aux matières putréfiées elles-mêmes, qui devenaient le germe des maladies putrides.

La première de ces opinions, qui paraît ne plus être au niveau des connaissances actuelles, avait été embrassée par le père Kirecher Vallisniery et quelques modernes; suivant ceux qui ont adopté la seconde, les molécules putréfiées agiraient sur nos humeurs comme un ferment ou un levain qui excite dans celles auxquelles il se mêle un mouvement semblable à celui dont il est animé lui-même.

Depuis la découverte des gaz aériformes, la plupart des savans ont pensé que l'hydrogène ou l'azote, ou

---

(1) Vit. Lib. I, Chap. IV De Architect.
Vitandam Paludum propinquitatem eoquod dum aure matutinæ cum sole oriente ad edificium perveniunt adjuguntornis ortæ nebulæ, ac spiritus bestiarum palustrium venenatos cum nebula mixtos in habitatorum corpora flatus spargunt et locum pestilentem efficiunt.

Et Pallad. Lib. I, Tit. VII.

Palus tamen omnimodo vitanta est precipue quæ ab austro vel occidente et sicari consuevit æstate propter pestilentiam vel animalia inimica generat.

quelques-unes de leurs très-nombreuses combinaisons avec d'autres gaz permanens, devaient avoir la plus grande part aux effets du mauvais air ; mais ceux même qui ont le plus insisté sur cette théorie ne semblent pas s'être mis fort en peine de la rendre tellement évidente qu'on ne pût raisonnablement la contester, et il est difficile de concevoir comment ils en seraient venus à bout, leurs cudiomètres ni l'analyse ne leur ayant pu démontrer aucune différence entre l'air le plus pernicieux et l'air le plus éminemment respirable.

Le défaut de preuves directes d'une part et beaucoup de circonstances locales propres aux pays de mauvais air observées isolément dans chacun de ces pays, ont conduit beaucoup d'excellens esprits à penser que l'insalubrité était due en même tems à plusieurs causes différentes, à une extrême humidité, par exemple, et aux vastes forêts qui couvraient certaines contrées; tantôt, au contraire, d'autres ont prétendu que c'était parce qu'elles étaient absolument dénuées d'arbres ou qu'elles n'offraient que des terres incultes et inhabitées.

D'autres fois on a cru reconnaître ce principe dans la qualité particulière du sol ou dans celle des eaux ou dans celle de quelques vents, tantôt aussi dans une excessive chaleur ou encore dans les passages fréquens d'une température froide, qui arrêtent brusquement la transpiration. En citant ainsi tour à tour les faits les plus opposés et les plus contradictoires, la plupart ont pris la peine de se refuter eux-mêmes par des faits également bien fondés, et n'ont fait par-là qu'augmenter la somme des hypothèses hasardées.

Auxquelles accorderons-nous confiance, quelles rejetterons-nous? Chacun semble errer dans cette espèce de chaos et choisir sans règle selon ses goûts et son humeur. Des maladies cruelles, des fléaux presque toujours sans remèdes ravagent la terre, anéantissent des armées entières; il n'est pas une seule contrée du monde où le mauvais air ne se soit fait sentir; chaque année il exerce une influence désastreuse sur l'ancien et sur le nouveau continent, arrête la population, met obstacle aux nouveaux établissemens, détruit les anciens, fait abandonner les projets les plus utiles à la société, et l'on semble à peine y faire quelqu'attention! Nous savons que l'habitude, l'usage nous rendent indifférens sur tout; nous savons aussi que l'amour-propre et des intérêts mal conçus se sont trop souvent opposés à ce que la vérité à cet égard fût connue; mais ne serait-il pas tems de la chercher avec bonne foi, de chercher du moins à se mettre sur les traces et de les poursuivre avec zèle et persévérance?

Il n'est pas douteux que des idées plus nettes sur les causes productrices du mauvais air ne nous missent bientôt à même d'acquérir de nouvelles ressources pour nous soustraire à ses effets.

Tels sont les motifs qui nous ont engagé dans cette carrière. Depuis très long-tems par état, comme agriculteur praticien, nous nous étions occupé du mauvais air dans ses rapports avec les maladies qui affectent beaucoup de nos animaux domestiques. Membre d'une commission chargée par le gouvernement de donner des renseignemens sur le desséchement des Marais Pontins, la salubrité et la culture de la cam-

pagne de Rome, nous avons eu de nouvelles occasions
d'agrandir et de généraliser nos premiers aperçus.
Nous avons recueilli en 1810 et 1811 un très-grand
nombre de faits et d'observations dans les contrées les
plus insalubres de l'Italie, savoir aux environs de
Rome, en Toscane, dans les Marais Pontins et près de
Naples, dans les états du Milanais et de la République
de Venise. Il est peu de lieux insalubres, peu de petites bourgades que nous n'ayons visités toutes les
fois que nous avons cru pouvoir y trouver des phénomènes à observer et de nouvelles lumières à acquérir.

Ce à quoi nous nous sommes plus particulièrement
appliqués dans cet écrit, c'est à classer tous les faits
bien observés sous un petit nombre de propositions
principales, disposées les unes à l'égard des autres, de
manière à les montrer pour ainsi dire en un tableau
où tout fût coordonné et sans disparate.

En les considérant ainsi dans leur ensemble, nous
avons été conduits à repousser la plupart des opinions
reçues et nous nous sommes mis à même de démontrer
que le *mauvais air n'était autre chose que l'air respirable ordinaire souillé accidentellement par des
corpuscules infiniment déliés auxquels on a donné
le nom* de miasmes; *produits nouveaux, formés, il est
vrai, par la décomposition des substances animales
et végétales, mais qui se doivent distinguer avec
soin de ces substances putréfiées elles-mêmes et des
gaz permanens qui s'en exhalent.*

Nous chercherons d'abord les propriétés de ces
miasmes : Ils sont doués d'une pesanteur très-remarquable; ils ne s'élèveraient pas dans l'atmosphère sans
un aide; ce sont les vapeurs aqueuses qui le lui pré-

tent; on les voit obéir à toutes les modifications auxquelles elles sont elles-mêmes soumises par la chaleur
ou par le froid, ne pas présenter en conséquence ni
un danger égal aux diverses époques de l'année, ni
dans tous les instans du jour, ni dans tous les lieux,
ni sous tous les climats.

Ils n'ont pas, nous ne leur avons pas du moins reconnu une odeur qui leur soit propre; l'on peut les
séparer de celles auxquelles ils sont quelquefois unis.
On peut de même les séparer de l'air ordinaire, rendre
celui-ci éminemment respirable et les recueillir en
assez grande quantité pour les soumettre à l'analyse
et à des expériences qui confirment les premiers
aperçus. Nous décrirons les appareils que nous avons
imaginé pour cela.

Enhardis par la recherche des causes, nous passons
à celle des effets; nous parlons des maladies de mauvais air, et à cette occasion nous examinons quelle
part il prend à la formation du typhus, de la fièvre
jaune et même de la peste; nous oserons aborder la
question de la propriété contagieuse de ces maladies,
si ce n'est pour la décider, du moins pour offrir des
moyens de parvenir à résoudre ce problème d'une
manière certaine.

Nous exposerons les motifs, tous fondés sur des
faits, qui nous font considérer la communication par
simple contact à la surface du corps lorsqu'il n'y a
ni blessure ni éraillement, comme une chose à peu
près impossible, et nous tâcherons d'expliquer comment nous comprenons que cette communication
peut avoir lieu dans certains cas particuliers et s'o-
pérer par les membranes muqueuses et par la respi-

ration, quelles que soient d'ailleurs les circonstances qui puissent nous faire illusion.

Les effets du mauvais air sur les autres classes des êtres vivans n'étaient pas moins probables; ils offraient l'avantage de pouvoir être éprouvés par des expériences directes; nous rapporterons celles que nous avons tentées.

C'est en juin 1811, à notre retour d'Italie, que nous commençâmes ce travail; il fut déposé, sous la forme de rapport, au ministère de l'intérieur; nous y indiquions plusieurs expériences que nous avions méditées, mais que nous n'avions pas eu le tems de mettre à exécution pendant notre séjour dans ce pays. Il fallait s'emparer des miasmes dont nous n'avions pu juger que par leurs effets; il fallait prouver ensuite que c'étaient bien eux qu'on avait saisis, en faisant non sur des hommes, mais sur des animaux, l'essai des propriétés que nous leur supposions.

Nos premières observations nous avaient bien con-vaincus que les miasmes devaient être dissous ou mêlés avec les vapeurs aqueuses et que le plus sûr moyen de les recueillir serait aussi celui qui nous mettrait à même de recueillir une plus grande quan-tité de ces vapeurs. Nous avons successivement tenté plusieurs essais pour y parvenir.

M. Sennebier (1) ramassait la rosée en traînant le matin des linges blancs sur l'herbe mouillée d'une prairie; d'autres exposaient les linges la nuit en plein air. M. Vauquelin nous a dit y avoir exposé des épon-ges. Nous ne pûmes en recueillir des quantités nota-

(1) *Physiologie végétale*, t. III, p. 98.

bles par ces moyens; nous pensâmes d'ailleurs que l'eau n'en serait pas telle qu'elle aurait été déposée; car les éponges et les linges, en s'imbibant, retiendraient les miasmes simplement suspendus et rempliraient en quelque sorte l'office de filtres auxquels ils resteraient attachés.

Quelques Anglais s'étaient occupés d'expériences semblables; mais simplement, à ce qu'il paraît, pour faire des observations sur la formation de la rosée.

MM. Dufay et Le Roi avaient employé, dans le même but, des vases de porcelaine. Nous voyons dans les Mémoires de l'académie *del cimento,* que les académiciens de Florence avaient imaginé un instrument auquel ils avaient donné le nom d'*hygromètre,* qui, au moyen de la glace pilée dont ils le remplissaient, était propre à condenser en tous tems les vapeurs aqueuses de l'atmosphère. M. le docteur Alibert est peut-être le premier qui ait proposé de se servir de cet instrument dans le but de recueillir aussi les substances putréfiées qu'il pensait devoir s'élever des marais; mais il ne paraît pas que ce savant médecin en ait fait usage. C'est M. le sénateur Moschati, de Milan, qui, dans le même tems et avec un instrument à peu près semblable, paraît avoir le premier entrepris des expériences dans les rizières de la Toscane et du Milanais. Les *Annales de chimie* en ont parlé vers la fin de juillet ou en août 1812; elles doivent être fort curieuses; mais ce journal ne donne aucun détail, et il semble que l'auteur lui-même n'y a pas donné suite, ni même qu'elles soient connues dans le pays, puisqu'il n'en est question en aucune manière dans le premier volume d'un ouvrage sur les épizooties que la

société d'agriculture de Paris vient de recevoir. Il
est imprimé cette année à Milan, et quoique l'auteur,
M. Le Roi, professeur d'anatomie à l'école vétérinaire de cette dernière ville, cite plusieurs des ouvrages de M. Moschati, il ne parle pas de ces expériences.

Nos essais particuliers sur le même sujet nous ont
amenés à construire quelques appareils différens. Le
premier, dont nous nous sommes servis, est composé
d'un cadre en bois blanc très-léger incliné à trente
degrés environ. Sur le cadre, supporté par quatre pieds
droits, sont placés de grands carreaux de verre à vître
disposés en losange et qui se recouvrent par leur extrémité, de manière que l'eau de rosée qui se condense
aux deux surfaces suit et coule des uns aux autres
jusqu'au dernier, à l'extrémité duquel est un flacon
armé d'un entonnoir de verre destiné à la recevoir.

C'est près d'Aigue-Mortes, dans les marais du
Languedoc, en août et septembre 1812, que nous
sommes allé faire nos premiers essais. Nous prîmes
d'abord les précautions les plus grandes pour tenir
parfaitement propres les carreaux de verre dont nous
nous servîmes le premier jour; ils ont été lavés avec
de l'eau distillée; les suivans, ils ont été frottés et sé-
chés avec des linges fins non usés; on évitait d'en toucher la surface avec les doigts, et chaque matin ils
étaient renfermés dans une caisse à l'abri de la poussière.

Nous fûmes mal servis par le tems, quoiqu'en septembre et août, qui est la saison la plus malsaine; les
vents de nord, qui soufflèrent presque constamment,
nous privèrent pendant long-tems et à plusieurs reprises, des résultats auxquels nous avions lieu de nous

attendre. Voici néanmoins quelques-uns de ceux que nous avons obtenus : Deux années entières viennent de s'écouler sans que les circonstances nous aient permis de recommencer et de reprendre ces expériences; nous espérons que cette année-ci nous serons plus heureux; mais nous pourrions encore en être empêchés. S'il peut y avoir quelqu'utilité à les faire connaître, si quelqu'un peut les répéter et les perfectionner, nous devons faire le sacrifice de tout amour-propre et les présenter, quoique bien incomplètes.

1°. L'eau de rosée, recueillie avec l'appareil à grands carreaux de verre, est d'une couleur blanchâtre, opale; on y voit flotter une multitude de petits filamens blancs. Ces filamens disparaissent à la première filtration; mais l'eau ne devient limpide qu'à la troisième ou à la quatrième.

2°. Elle n'a aucune odeur quelconque.

3°. Éprouvée par les réactifs, la noix de galle n'y produit aucun effet.

4°. Les acides n'ont aucune action sur elle, pas même l'acide oxatique.

5°. Elle verdit légèrement le papier bleu des mauves.

6°. L'eau de chaux n'y manifeste pas un atôme de gaz acide carbonique, et l'acétate de plomb pas un atôme de gaz hydrogène sulfuré; mais ces deux réactifs, après plusieurs heures, agissent sur la substance qui rendait l'eau blanchâtre; elle s'éclaircit et il se forme un très-léger précipité floconneux.

7°. Le sulfate vert de fer forme un léger précipité de même apparence, mais coloré en roux.

8°. Le nitrate de mercure colore ce même précipité

(qui est presqu'insensible par sa petite quantité) en jaune clair.

9°. Le muriate de baryte n'y produit aucun effet.

10°. Le nitrate d'argent est le seul réactif qui y occasione sur-le-champ un changement très-sensible. A l'instant même l'eau se trouble ; elle prend une teinte gris de lin, puis rose, et devient successivement couleur de sang et pourpre foncé.

Le précipité qui s'y forme est dissoluble en partie par l'acide nitrique. La portion qui n'a pas été dissoute, traitée par l'acide sulfurique, donne quelques vapeurs d'acide muriatique. Celle qui a été dissoute précipite de nouveau par l'ammoniaque.

11°. L'air et la vapeur chassés de l'eau de rosée par une forte ébullition n'ont point troublé l'eau de chaux, ni noirci la dissolution d'acétate de plomb, ni éteint la flamme d'une bougie.

12°. Evaporée au bain de sable à une chaleur de 40 à 45 degrés, cette eau a pris une couleur jaunâtre de plus en plus chargée. Elle n'a manifesté aucune odeur de putridité; elle a laissé un dépôt qui fait une légère effervescence avec les acides minéraux.

Ce dépôt, désséché et un peu roussi, avait une forte odeur de plantes marines. Jeté sur les charbons, il a produit une fumée qui avait l'odeur des végétaux brûlés et ne manifestait point celle des matières animales, qu'il est d'ailleurs si facile de distinguer.

Il paraît, d'après ces premiers essais, que cette eau ne contient aucun gaz quelconque, mais simplement de l'air ordinaire (6. 11.) (ce qui fortifie et confirme les conjectures et les réflexions que je me suis permises à ce sujet § 1er, Chap. III.)

M. Sennebier (1), qui a fait quelques expériences sur l'eau de rosée, annonce, il est vrai, qu'il y a reconnu du gaz acide carbonique; mais comme nous avons vu qu'il recueillait cette rosée en traînant des linges sur l'herbe mouillée des prairies, il est permis de croire que c'est à ce procédé qu'il a dû ce résultat particulier.

Cette eau ne contenait pas non plus des matières animales ni des substances végétales putréfiées, puisqu'elle n'avait aucune odeur quelconque(2.), même après avoir été réduite à une chaleur très-douce. (12.)

Je ne sais si le très-léger dépôt qu'elle a donné par quelques dissolutions métalliques et l'eau de chaux (6. 7. 8.) semblerait annoncer la présence d'un mucilage animal ou végétal. L'eau de rosée s'éclaircissait dès que ce léger dépôt commençait à se former, et quand on agitait la liqueur, il restait floconneux comme un coagulum entièrement séparé de l'eau, qui n'était plus blanchâtre, mais claire et limpide. J'ai attribué les signes légers d'alkalinité que cette eau a donnés (5.) au muriate et au carbonate calcaire qu'elle paraît tenir en dissolution. (10. 11.)

La présence de ses sels est très-remarquable dans l'eau de rosée; elle prouve (ce que nous avons observé § 2ᵉ du Chap. II, savoir) que les vapeurs aqueuses ont le pouvoir de soulever et d'entraîner dans l'atmosphère avec elles des corps doués d'une pesanteur considérable.

Dans l'idée qu'il pourrait s'y être formé quelque composé semblable à l'acide prussique, qui, comme

(1) *Physiologie végétale,* t. III, p. 99.

on sait, est un poison, j'essayai cette eau avec du sulfate de fer; l'ammoniaque le précipita en vert foncé; mais le précipité disparut par l'acide sulfurique, sans aucun résidu.

La matière que l'on peut obtenir isolée, en la précipitant par le nitrate d'argent et la précipitant de nouveau par l'ammoniaque, paraît également dissoluble par l'alcool. Quelques gouttes de ce dernier, passées sur le résidu qui avait été desséché au bain de sable, mises ensuite à évaporer, ont laissé un dépôt qui s'est complètement redissous dans l'eau distillée, et a produit, par le nitrate d'argent, les mêmes changemens de couleur et un précipité.

Indépendamment de cette matière, qui semble dissoute dans l'eau de rosée, il y en existe aussi en suspension, puisqu'on parvient à la rendre claire et limpide par des filtrations réitérées; j'en avais recueilli une assez grande quantité que je me proposais d'employer à des expériences sur des animaux; mais au moment de mon départ les filtres ont été brûlés par accident.

Il serait très-curieux de chercher, par des expériences semblables, dans quelle portion des miasmes contenus dans cette eau réside leur pouvoir délétère.

J'emportai quatre litres de cette eau de rosée; un ou deux mois après j'en employai la moitié à des essais sur des animaux, dont je rendrai bientôt compte. Je remis six mois après les deux autres litres à M. Vauquelin; ce célèbre chimiste eut la complaisance d'en faire un léger examen et m'envoya la note qui suit :

« 1°. Cette eau n'a point de couleur; elle est claire;

» mais quand on l'agite, on y remarque des flocons
» légers qui y sont suspendus.

» 2°. Elle a une odeur légèrement sulfureuse fort
» analogue à celle du blanc d'œuf cuit.

» 3°. Parmi les réactifs qu'on a mêlés à cette eau,
» le nitrate d'argent, le nitrate de mercure et l'acétate
» de plomb, sont les seuls qui y aient produit quel-
» ques effets, qui ont annoncé la présence d'un muriate
» et d'un alcali; celle de ce dernier a été confirmée
» par le changement en bleu du papier de Tournesol,
» rougi par un acide.

» 4°. Le résidu laissé par cette eau avait une cou-
» leur jaune; il pesait deux ou trois grains au plus; il
» avait une saveur salée qui noircissait au feu, faisait
» une légère effervescence avec les acides, précipitait le
» nitrate d'argent en jaunâtre, et le précipité se dis-
» solvait en partie dans l'acide nitrique; ce qui restait
» devenait blanc.

» Ces essais font voir que cette eau contient,

» 1°. Une partie de matière animale dont la plus
» grosse portion s'est séparée sous forme de flocons
» pendant que cette eau a été enfermée dans les bou-
» teilles;

» 2°. De l'ammoniaque ou alcali-volatil;

» 3°. Du muriate de soude;

» 4°. Du carbonate de soude; au moins le résidu
» ne précipitait point par sa dissolution de platine. »

D'après les différences qui existent entre cet aperçu
de M. Vauquelin et celui qui précède, on voit que ce
qui rendait cette eau blanchâtre s'était précipité et
formait un léger dépôt au fond des bouteilles; qu'il

avait la même apparence que celui obtenu de cette eau fraîchement recueillie traitée par quelques sels métalliques; on voit encore qu'il s'y était établi un léger mouvement de fermentation putride, qu'elle contenait de l'ammoniaque toute formée et que la couleur du précipité par le nitrate d'argent était jaune, au lieu de présenter la couleur de pourpre foncée que je lui avais trouvée.

Je crois pouvoir être si assuré que cette eau n'avait aucune odeur quelconque lorsque je l'ai recueillie, et qu'elle n'était aucunement troublée par l'acétate de plomb essayé cinq à six fois comme réactif, que je serais tenté de croire que l'odeur d'œufs cuits et l'ammoniaque lui sont venus d'un commencement de putréfaction, ayant vu de mes propres yeux l'effet de ce réactif dans les deux circonstances, et reconnu qu'il était certain non-seulement dans l'eau provenant des vapeurs qui en avaient été chargées, mais encore dans les filtres sur lesquels ils auraient été ramassés et dans cette eau concentrée à une température très-basse et dans le résidu qu'elle a laissé après son évaporation totale.

Une des choses qu'on doit le plus remarquer, c'est qu'en jetant le résidu sur les charbons il ne donne à l'odorat presqu'aucun indice de matière animale brûlée; il est probable néanmoins qu'il doit en contenir; car si l'ammoniaque s'est formée dans cette eau, elle ne pourrait pas être due entièrement à l'espèce de mucilage que j'ai cru y reconnaître; d'ailleurs, les marais d'où elle provenait contenaient beaucoup d'insectes et de poissons de toute espèce; apparemment que cette substance y est contenue en petite quan-

tité et mêlée avec la matière végétale en trop grande
proportion pour y être facilement reconnaissable,
comme le muriate et le carbonate calcaire dont le
muriate de baryte ni l'oxalate de potasse n'ont pu
démontrer la présence tant qu'elle n'a pas été presqu'entièrement évaporée.

Ayant reconnu, de même que M. Vauquelin, l'o-
deur très-sensible de cette même eau, nous ne saurions
rendre raison des différences que nous y avons trou-
vées, autrement qu'en admettant que les substances
qu'elle contenait ont commencé à subir un mouvement
de fermentation putride manifesté par cette odeur
et la présence de l'ammoniaque qui n'y existait pas
auparavant; mais de ce que ces circonstances n'existaient pas au moment où cette eau a été recueillie, il
est de plus en plus évident qu'elle ne renfermait aucunes substances putréfiées et que les miasmes délétères qui s'élèvent des marais ne sont pas, comme l'ont
avancé M. de Fourcroi, et après lui M. Alibert, les molécules très-divisées de la matière putréfiée elle-même,
mais plutôt des composés nouveaux des produits de
la décomposition formée dans certaines circonstances
données qui semblent accompagner la putréfaction;
il ne serait pas possible que ces miasmes, s'ils étaient
des portions intégrantes de la matière putréfiée, ne
manifestassent pas, après avoir été condensés, les mêmes propriétés et partant la même odeur qu'ils avaient
auparavant que d'être élevés dans les airs; car ce seraient toujours des substances en putréfaction qui se
reconnaîtraient à cet indice.

Après avoir quitté les marais d'Aigue-Mortes,
nous nous transportâmes dans ceux de la Camargue,

à Arles, et sur les hauts pâturages des Alpes; non seulement nous recueillîmes beaucoup d'eau de rosée sur les montagnes, mais encore nous n'y trouvâmes que de légères traces de corpuscules étrangers ou de miasmes. Elle était claire et limpide, et ne nous a donné qu'un seul jour, avec le nitrate de mercure, une très-légére teinte rosée, sans précipité apparent. Nous continuâmes ces essais à notre retour dans une vallée sur les bords d'une petite rivière; nous étions dans les derniers jours d'octobre; l'eau de rosée nous présenta d'abord, avec ce même réactif, une couleur rouge beaucoup plus prononcée que celle recueillie quelque tems auparavant sur les montagnes. Peu à peu tous ces indices de miasmes contenus dans l'air disparurent, et nous ne sûmes plus en observer aucun dès les premiers jours de novembre.

Nous avións un double but dans ce voyage, celui de recueillir des miasmes et d'éprouver leur effet sur des animaux, celui aussi de constater les causes d'une épizootie qui l'hiver précédent et le dernier printems, venait de causer la perte de plus de 90,000 bêtes à laine sur le prolongement seulement des côtes de la Méditerranée, depuis l'étang de Bère jusqu'à Perpignan; nous aurons aussi occasion d'en parler ailleurs.

Nous pensions avec raison que la plupart des épizooties, comme des épidémies, pouvaient avoir leurs causes dans l'air, et voici les expériences que ces considérations nous suggérèrent:

Une jeune lapine de six à sept mois avala, le 27 août 1812 (j'étais encore près d'Aigue-Mortes), une cuillerée d'eau de rosée que je lui fis prendre fraîchement recueillie du matin.

Peu après je lui fis une incision à la peau du ventre et lui en infiltrai dans le tissu cellulaire avec assez de difficulté. Je lui avais attaché les pattes; on la tenait sur les genoux la tête haute. Après l'opération elle a éprouvé une espèce de défaillance; elle tournait les yeux et laissait aller sa tête comme une personne qui a des vapeurs et s'évanouit; l'opération n'avait été ni longue ni douloureuse. Elle se remit bientôt après et mangea de bon appétit. Le surlendemain il y avait enflure et rougeur à la blessure; le quatrième jour elle était guérie.

Le lendemain 28 je fis boire de cette même eau à un poulet; je lui plaçai le bec et la tête au goulot d'une fiole à médecine où il pût respirer la vapeur qui en sortait; il y parut extrêmement sensible et se débattit; douze heures après il n'avait encore rien mangé; il était triste et pelotonné; le gésier contenait encore beaucoup d'alimens; cependant le lendemain et les jours suivans il parut si parfaitement remis, que je lui rendis sa liberté, piqué, je l'avoue, de le trouver si bien portant après avoir cru le rendre si malade.

J'en pris un autre et j'introduisis entre chair et cuir au dedans de la cuisse une partie de résidu de l'eau évaporée la veille; même opération à un jeune lapin. Cette inoculation n'a eu aucun effet quelconque; les petites plaies se sont desséchées et n'ont donné aucun signe d'inflammation.

Le 2 septembre et les trois jours suivans, un autre lapin a mangé environ un huitième de kilogramme de pain humecté avec cette eau; on lui en a barbouillé et injecté dans les narrines; on l'a ensuite laissé vivre à son ordinaire; sa vivacité paraissait diminuée, l'appétit n'était pas aussi pressant, et, en l'examinant de près, au bout du dixième jour, je lui trouvai les yeux éteints et gras, les dents sales; vers la fin du mois, ne pouvant l'emporter, on l'a tué.

Les poumons étaient sains, le foie contenait un très-grand nombre de petits points blancs plâtreux. Sa couleur, un peu blafarde, était cependant assez naturelle; la peau à l'intérieur était d'un blanc plombé, sans aucune nuance quelconque de rosée, et l'on y remarquait des échymoses en divers endroits, quoiqu'il soit bien constant qu'il n'eût reçu aucune meurtrissure.

Les habitans de la ferme étaient présens à cette ouverture et furent les premiers à nous faire remarquer ces échymoses très-fréquentes sur les animaux qui meurent d'épizootie.

Je quittai le Marais, mais j'emportai quelques bouteilles remplies de cette eau. Deux mois après, en novembre, j'ai choisi trois brebis qui m'ont paru très-saines; je les ai marquées et numérotées; l'une en a avalé un tiers de litre environ; pendant trois jours ses nasaux ont été barbouillés, et j'y ai introduit, d'un côté seulement, un petit tampon d'étoupes également imbibées; l'autre brebis en a pris la moitié moins; la dernière n'en a point avalé du tout.

Trente heures après, sur la fin du second jour, la brebis n° 1 avait une chaleur et une fièvre très-marquée; son pouls battait 108 pulsations par minute; quelques jours auparavant il était à 66; les n°s 2 et 3 n'éprouvaient rien de semblable; le troisième jour la chaleur et le pouls avaient beaucoup baissé; la tête ne paraissait éprouver aucune incommodité.

Trois semaines après, ces animaux, visités avec

soin, le nᵒ 1 avait la veine de l'œil moins colorée.
Cinq semaines après l'œil était bien plus pâle encore,
le pouls à 82 pulsations, et tout annonçait un état
très-décidé de la maladie plus particulière à ces animaux, nommée *pourriture*. Deux mois et demi après
l'animal, ouvert, a effectivement présenté l'altération
des viscères propres à ce mal. Les nᵒˢ 2 et 3 paraissant
en bon état, on les a remis au troupeau.

L'état fébrile de la brebis nᵒ 1 est encore un fait
qui mérite une grande attention ; s'il était constant,
il annoncerait que la pourriture commence par une
fièvre, comme la plupart de celles de mauvais air,
qui attaquent les hommes et qui finissent souvent par
une maladie chronique à peu près semblable à l'hy-
dropisie ou le marasme.

Feu M. Chabert a dit quelque part, *Recueil d'Observations vétérinaires,* par MM. Huzard et Flan-
drin, que le pouls était ralenti dans cette maladie.
Nous avons de fortes raisons de penser le contraire; il
nous a toujours paru accéléré, et au dernier degré du
mal, il est petit, il est vrai, et presqu'insensible; mais
il bat jusqu'a 120 pulsations par minute; ce qui est,
à peu de chose près, le double de l'état sain (1).

_____

(1) On n'avait jamais fait beaucoup d'attention au pouls de
ces animaux; on supposait que leur caractère timide et craintif
empêchait d'en reconnaître le véritable état; mais il est facile
de les accoutumer à se laisser toucher, et alors il ne varie point.
C'est ainsi que nous avons éprouvé que les remèdes sont loin
d'être sans effet sur ces animaux quand on les leur fait prendre intérieurement, comme on aurait pu l'inférer de quelques
expériences de M. Gilbert. Quelques gouttes de teinture de
digitale pourprée, par exemple, ont le pouvoir de ralentir le
pouls d'une manière extrêmement marquée.

CHAPITRE III.

PROPRIÉTÉS PHYSIQUES DES MIASMES.

§ 1er. LE mauvais air est plus pesant que l'air atmosphérique. Comme nous avons étudié le mauvais air sur les lieux mêmes, à Rome et dans les Marais Pontins, c'est aussi de ces lieux principaux que nous tirerons nos preuves.

Sezze, autrefois Suessa, dans le pays des Volsques, est une petite ville située sur un rocher qui s'élève perpendiculairement au-dessus des Marais Pontins : Rocca di Papa, Saint-Oreste, sont deux autres bourgades perchées, l'une sur un pic volcanique, l'autre sur un rocher calcaire, immédiatement au-dessus des plateaux de la campagne insalubre de Rome et de la vallée du Tibre, qui l'est davantage encore.

Dans tous ces lieux l'air est bon ; les habitans qui n'en sortent pas ne sont point exposés aux maladies ordinaires du pays ; quelques toises plus bas, à Sermoneta, par exemple, près de Sezze, il commence à devenir moins pur ; à San-Felice, situé à l'autre extrémité des Marais, sur le mont de Circé, mais plus bas, l'air est moins bon qu'à Sermoneta ; quelques toises plus bas encore, à Ardée, à Cisterna, et à la Codarda, qui est dans le Marais même, il est pestiféré.

Au-dessus de la ville de Rome, le Tibre serpente dans une vallée qui est très-malsaine ; elle est bornée d'un côté par les dernières pentes des Appenins, plantées, cultivées, et boisées ; de l'autre par des collines volcaniques cultivées aussi et plantées d'arbres et de vignes. On y distingue un assez grand nombre d'habitations, et dans toutes on y peut constater que la salubrité diminue ou augmente comme leur position augmente ou diminue en hauteur au-dessus du lit du fleuve, sans égard aux autres circonstances de la culture ou des plantations.

Ainsi l'on voit d'un côté sur la rive gauche, Farta, Correze, Pogio Mirteto, Forano, Stimiliano, Magliano, Otricoli, Narni; et de l'autre, sur la rive droite, Borghetto, Saint-Andrea, Pouzano, Filacciano, Torrito, Nozzano, Saint-Oreste, etc. etc. etc. établir pour ainsi dire leur niveau respectif au-dessus des eaux du Tibre par l'état de santé de leurs habitans, sans égard d'ailleurs à l'état de la population ou de la culture.

Pendant une grande partie de l'année des brouillards épais s'abaissent toutes les nuits sur cette vallée et se dissipent peu après le lever du soleil; vue des hauteurs environnantes, elle offre alors le spectacle d'un grand lac, où l'on peut considérer toutes ces bourgades comme des îles, dont quelques-unes submergées; d'autres, montrant seulement quelques pointes, d'autres, entièrement dégagées, annoncent, de la manière la plus certaine, par leurs apparences respectives, le degré plus ou moins grand de salubrité dont elles jouissent.

La vallée de Rieti, qui n'est séparée de celle du Tibre que par le chaînon des montagnes qui bordent ce fleuve, cette vallée, dis-je, très-élevée au-dessus du niveau de la première, renferme des lacs dont les bords marécageux sont très-malsains; à mesure qu'on s'élève au-dessus de ces lacs ou qu'on s'en éloigne, on retrouve la salubrité. Il en est de même des bords du lac de Piedi Lugo, au-dessus de la cascade de Terni et de ceux du lac de Col Fiorito, encore plus haut dans l'Appenin, sur la route de Notre-Dame de Lorette.

Le Monte-Mario, près de Rome, qui, suivant M. Breyslak (1) a 148^m· d'élévation au-dessus du niveau de la mer, participe à l'insalubrité du pays : Tivoli, qui suivant le même auteur, est à 208^m·, commence à en être garanti. Suivant des mesures très-exactes qui m'ont été communiquées par M. de Proni, Sezze, dont les habitans paraissent hors de ces atteintes, est à 306^m· d'élévation.

La limite d'élévation du mauvais air serait donc à peu près entre deux cent-huit et trois cent-six, sous le climat de Rome. Cependant une plus forte chaleur pourrait provoquer une plus grande élévation; on sent aussi que cette limite doit nécessairement recevoir quelques modifications résultant de la force, de la direction et du refoulement des vents. Velletri, par exemple, qui d'après les mesures de M. de Proni, est de 36^m· plus élevé que Sezze, se trouvant au nord des Marais Pontins, d'où l'on arrive par une pente insensible, et recevant directement les vents du sud qui passent sur ces marais, Velletri, disons-nous, doit être plus exposé au mauvais air que Sezze, qui se trouve sur le côté hors de la direction des vents qui soufflent sur ces mêmes marais, et c'est effectivement ce que nous croyons avoir reconnu d'après la déposition des

(1) *Voyage dans la Campanie*, t. II, p. 275 de la traduction du général Pomereuil.

habitans et des médecins de ces lieux avec lesquels nous avons été à portée d'en parler.

Les voyageurs nous présentent des observations analogues. Suivant M. de Humboldt, la ferme de Émero (1), située au-dessus de la Véra-Cruz, est étrangère à l'insalubrité qui règne sur toute la côte. Ailleurs il observe que les eaux marécageuses situées sur les plateaux élevés des Cordilières du Mexique, y causent de fréquentes et graves épidémies. M. Gilbert (2) nous montre les mornes de Saint-Domingue comme un asile assuré contre l'insalubrité des plages maritimes de cette île.

M. Volney nous en dit autant des montagnes de la Syrie (3). Ce dernier et M. de Larochefoucauld-Liancourt (4) répètent les mêmes observations, soit sur l'air plus salubre qui se fait sentir sur les montagnes des États-Unis, soit sur l'insalubrité des plaines élevées qui environnent les grands lacs de l'Amérique septentrionale (5).

Puis donc que le mauvais air se tient constamment dans les couches les plus basses de l'atmosphère des lieux où il se forme, n'importe où il se forme, et qu'il s'améliore par degrés à mesure qu'on s'élève au-des-

(1) *Essais Politiques sur le Mexique*, t. IV, p. 524. La hauteur de cette ferme est de 928 m. au-dessus du niveau de la mer; mais comme il paraît qu'il n'y a pas d'habitation intermédiaire, on ne peut pas dire que celle-ci soit la limite du mauvais air.

(2) *Histoire Militaire de l'Armée de Saint-Domingue lors de l'expédition du général Leclerc*, p. 80.

(3) *Voyage en Syrie et en Egypte*, t. I, p. 292.

(4) *Voyage dans les États-Unis*, par M. de Larochefoucauld-Liancourt, t. IV, p. 189; t. V, p. 34.

(5) *Prisonniers de Philadelphie*, par Volney, t. II, p. 351.

sus de ces mêmes lieux, il faut nécessairement qu'il soit d'une pesanteur spécifique plus considérable que celle de l'air atmosphérique ordinaire. Nous allons voir qu'il faut aussi qu'il ne lui soit pas intimement combiné, et qu'il s'en sépare dans un grand nombre de circonstances.

2ᵉ §. On a observé dans tous les tems qu'il est plus dangereux de s'exposer au mauvais air pendant la nuit que pendant le jour.

Toutes les époques du jour n'offrent pas le même danger. Les instans les plus critiques sont ceux qui accompagnent le coucher du soleil et son lever. Les instans où l'on court le moins de risques sont ceux où la chaleur est la plus forte et le soleil plus élevé sur l'horison.

Ces faits, qui sont constans et parfaitement connus dans les pays de mauvais air dont nous avons vérifié l'authenticité partout où nous nous sommes transportés dans les états romains, nous paraissent avoir une conformité et des rapports intimes avec la marche et les évolutions des vapeurs aqueuses qui s'élèvent dans l'atmosphère.

Su es principes qui constituent le mauvais air ont un poids plus grand que celui de l'air ordinaire, il est clair qu'ils ne pourront pas s'élever; mais s'ils s'élèvent, il faut qu'ils soient aidés par un corps plus léger qui serve à les porter. On ne voit dans l'atmosphère que les vapeurs aqueuses capables de remplir cet office; et les expériences que nous avons faites sur la qualité différente des eaux de rosée recueillies en des lieux différens tendent à appuyer cette première présomption. Raréfiées dans le gros du jour par

l'effet d'une chaleur plus forte, elles sont plus élasti-
ques, plus légères; elles occupent alors nécessairement
dans les airs un plus grand espace; plus disséminées,
les molécules insalubres dont elles sont chargées y
sont nécessairement aussi plus rares; l'on n'en respire
donc pas des doses aussi fortes à la fois sous le même
volume d'air; on ne saurait donc en être autant affecté
à ces mêmes heures (1).

Mais si la chaleur vient à diminuer, les vapeurs
condensées tomberont aussitôt et les molécules de
mauvais air, balayées dans leur chute, entraînées dans
les couches inférieures de l'atmosphère, s'y soutien-
dront en partie durant la nuit, pendant que d'autres
continueront à descendre; et le lever du soleil, qui
est ordinairement marqué par un refroidissement sensible de l'atmosphère, le sera aussi par une nouvelle
précipitation de vapeurs aqueuses et de mauvais air,
qui rendra ce moment encore plus critique et plus
dangereux.

Les faits confirment ces raisonnemens. La rosée a
toujours passé pour très-malfaisante dans les pays insalubres; elle y est un poison pour certains animaux:
le serein y est quelquefois très-abondant et tellement
redouté, qu'à Rome, par exemple, lorsqu'il commence

(1) M. Bosc, membre de l'institut, a observé que les bords
de quelques marais de la Caroline du sud, sont plus malsains
quelques heures après le lever du soleil. Sur le marais même,
en effet, la chaleur, plus grande à ces heures là, doit provoquer
un dégagement de miasmes et de vapeurs aqueuses plus considérable, et si le marais est entouré d'arbres surtout, ils con-
centreront ces vapeurs en les défendant de tout courant d'air;
il y a nécessairement des exceptions locales; celle-ci paraît
très-bien fondée; mais, loin d'infirmer la règle générale, elle
sert, au contraire, à la confirmer.

à se faire sentir, on ne rencontrerait pas une âme dans les rues; mais au moment où cette première et forte précipitation de vapeurs qui accompagne ordinairement la fin des jours chauds y semble terminée, chacun reparaît, et la promenade du Cours, lieu très-fréquenté, d'où l'on avait fui peu auparavant, commence à se repeupler.

L'expérience a enseigné de même à se garantir des influences de la nuit et surtout des fraîcheurs du matin; les gens en Italie qui n'y sont pas forcés, ne sortent jamais que long-tems après le lever du soleil, lorsque sa chaleur a dissipé les vapeurs malfaisantes tombées pendant la nuit.

De tous ces faits il résulte,

1°. Que la masse des principes du mauvais air dans l'atmosphère doit perpétuellement varier;

2°. Qu'une certaine accumulation des parties constituantes de cet air est requise pour qu'il se montre réellement malfaisant et cause des maladies;

3°. Qu'aux heures où l'on semble quelquefois avoir le moins à le redouter, celles où l'on recherche la fraîcheur et le grand air, où l'on croit réellement faire en le respirant une chose salutaire à la santé, on agit alors absolument en sens inverse de ce qu'il faudrait pour la conserver;

4°. Quels lieux bas doivent être et sont réellement plus suspects d'insalubrité; car dans un pays entrecoupé de gorges profondes, le mauvais air y coule pour ainsi dire de toutes les pentes voisines; elles se remplissent des miasmes qui y tombent naturellement, et encore de ceux qui étaient suspendus au-dessus des lieux voisins;

5°. C'est encore par le même effet de la pesanteur

et de la chute des miasmes que ceux qui se couchent imprudemment sur la terre près des marais et ceux qui s'y endorment s'exposent à un danger certain. On a des exemples de gens qui ne s'en sont jamais relevés; plus on est bas, plus les couches en sont épaisses;

6°. Les soldats, obligés de bivouaquer indifféremment en tous lieux et qui passent la plupart des nuits en plein air, sont aussi les plus exposés aux maladies qu'il occasione. On sait avec quelle rapidité les armées les plus nombreuses s'affaiblissent lorsqu'on les fait camper dans des contrées insalubres;

7°. De là naissent aussi ces différences si sensibles et si appréciables entre l'air des vallées et celui des hauteurs qui les environnent; entre l'air de ces vallées et celui des plaines découvertes, alors même que celui des premières ne peut pas être considéré comme insalubre.

L'air devient nécessairement plus impur dans les vallées à mesure qu'il se purifie sur les hauteurs. Si l'air mauvais les abandonne c'est pour en souiller celles-ci, et l'on sent que les grandes plaines, ouvertes à tous les vents, qui n'ont pas le désavantage de former des fonds d'entonnoir, doivent être aussi plus favorisées, toutes choses d'ailleurs égales, sous le rapport de la salubrité.

A quoi tient cette extrême différence, ce n'est pas à une proportion plus forte d'air éminemment respirable, ce n'est pas à une plus grande proportion d'oxigène, comme on l'avait cru dans un tems; nous verrons qu'elle tient à quelques atômes jusqu'à ce jour inaperçus, échappés à nos meilleurs eudiomètres.

3e §. L'odeur marécageuse qui se fait sentir près des

eaux stagnantes.doit être bien distinguée des exhalaisons insalubres qu'elles produisent.

Preuves. On peut entrer dans les marais en hiver sans beaucoup de danger, bien que l'odeur qui leur est propre soit encore très-forte. J'ai traversé les Marais Pontins en divers sens dans les mois de janvier et de février, et en mars ceux de Fogliano, qui ne le leur cèdent point en insalubrité. Toujours j'y ai reconnu cette odeur particulière qui leur est propre, sans qu'ils donnassent les indices de mauvais air qu'ils présentent en été.

Pendant le séjour de six semaines que j'ai fait en août et en septembre 1812 sur le bord des marais d'Aigue-Morteset de Vauvert, toutes les fois que le sud-sud-est soufflait à travers les étangs dont les eaux étaient alors très-basses, ils remplissaient les appartemens de la maison que nous occupions d'une odeur extrêmement fétide; elle s'introduisait à travers les portes et les fenêtres, quoiqu'elles fussent exactement fermées, et cependant elle n'a jamais exercé aucun mal ni sur notre santé ni sur celle de l'aide que nous avions avec nous.

Le vent néanmoins était extrêmement insalubre; nous ne pouvions pas en douter à ses effets sur les gens de la ferme. Il est généralement reconnu pour tel dans le pays, et d'ailleurs chaque fois qu'il se faisait sentir, son arrivée était suivie de l'apparition de quelques nouveaux malades autour de nous; il fallait donc que le principe de l'insalubrité se fût séparé de celui de la mauvaise odeur et n'eût pu pénétrer comme elle dans les appartemens où nous étions fermés.

Le 26 août étant à parcourir ces mêmes étangs par un soleil brûlant et une chaleur étouffante, nous éprouvâmes tout-à-coup des malaises et des soulevemens de cœur dont ils nous eût été impossible de rapporter la cause à aucune odeur particulière; l'air était calme. Quelques momens après, traversant d'autres parties de cet étang, où l'eau était extrêmement basse, et d'où il s'élevait une odeur extrêmement fétide, nous remarquâmes très-bien que nous n'y étions pas affectés de la même manière et n'y éprouvions point les mêmes malaises. Les chasseurs de Macreuses qui fréquentent ces étangs nous ont assuré qu'ils avaient éprouvé ces mêmes soulevemens de cœur sans avoir été désagréablement affectés par l'odorat.

Le mauvais air n'a donc point d'odeur à laquelle on puisse le reconnaître; les mauvaises odeurs peuvent, à la vérité, accompagner fréquemment l'air malsain, et les circonstances de leur production être les mêmes, la sensation de l'un rendre la présence de l'autre probable, sans qu'on doive pour cela les confondre.

Chaque jour, en effet, on voit des hommes braver impunément les odeurs les plus fétides, celles qui décèlent la présence des gaz hydrogènes phosphorés, sulfurés, ou ammoniacaux, et l'on prétend même qu'elles leur sont des préservatifs contre les maladies de la peau.

Il arrive souvent que les quartiers les plus sales et les plus puans d'une ville, en sont aussi les plus sains; chaque jour on peut se convaincre de l'innocuité des odeurs les plus fétides (1); dans certaines contrées, au

(1) Si ces sortes d'émanations, dit M. Paulet, *Maladies épi-*

contraire, dans les pays méridionaux surtout, sous le ciel en apparence le plus pur, aux derniers rayons du soleil, dans les momens où l'on semble respirer avec le plus de volupté l'air embaumé par le parfum des plantes, cet air plus frais du soir, qui semble si bienfaisant, est un poison dont rien n'enseigne à se défier.

M. Hallé a publié, il y a plus de trente-cinq ans, un mémoire sur le plomb des vidangeurs, dans lequel on trouverait un grand nombre d'observations analogues. Nous indiquerions un autre mémoire à peu près du même tems inséré dans le 18ᵉ vol. du *Journal de physique* (1), où l'on trouverait textuellement ces paroles : « L'absence des odeurs désagréables n'est » nullement le signe de l'état salubre des prisons ou » des hôpitaux et ne prouve point qu'ils soient » exempts d'infection. »

Nous citerons M. le Dʳ Odier (2) qui a vu « cou-» per une baleine monstrueuse qui avait échoué sur » la côte d'Écosse. Les intestins s'étaient faits jour par » une rupture et s'étaient répandus autour de son » corps, où ils formaient une *grande mare* d'une in-» fection épouvantable, telle qu'il n'en avait jamais » éprouvée. Suivant cet habile médecin cependant,

zotiques, t. II, p. 205, étaient capables de produire des maux de cette nature, toutes les grandes villes, le voisinage des boucheries, des tanneries, les manufactures où l'on traite les substances animales les plus corrompues, tous ces lieux infects seraient bientôt déserts; cependant..... Il y a plus, et c'est un phénomène qui paraît inexplicable, c'est dans ces gens-là principalement, que se trouvent réunies la force, la vigueur aux plus belles carnations.

(1) Par M. Wite.

(2) *Bibliothèque Britannique*, t. XVI, p. 277.

» aucun des spectateurs, aucun même des ouvriers
» qui furent employés à en tirer les spermaceti n'en
» furent incommodés. »

Nous citerons le respectable M. Howard, qui rapporte le fait d'un intendant de l'hôpital de Smyrne
« dont la maison était devenue presqu'inhabitable à
» cause de l'odeur excessivement fétide qu'on y respi-
» rait, surtout lorsqu'on y ouvrait les fenêtres qui
» donnaient sur le grand cimetière, où on laissait, sans
» les ensevelir, une multitude infinie de corps morts de
» la peste, sans que cette odeur eût aucunement af-
» fecté la santé de cet intendant ni celle des individus
» de sa famille (1).

» M. le Dr Valentin, qui observe (2) que l'atmos-
» phère est quelquefois chargée de miasmes délé-
» tères et destructifs lorsque l'odorat n'y reconnaît
» aucune qualité et que la respiration n'en est nulle-
» ment incommodée.

» Et M. le Dr Hildenbrandt, qui nous dit formel-
» lement (3) que les mauvaises odeurs et le virus du
» typhus ne sont dans aucun rapport réciproque. »

Il paraît donc avéré que non seulement le mauvais air n'a pas une odeur propre qui soit connue, mais
encore qu'il peut être séparé de la plupart de celles
auxquelles il semble néanmoins, en beaucoup d'occasions, être intimement uni. Nous en avons la preuve
dans les faits cités ci-dessus, et particulièrement dans
l'observation que nous avons nous-mêmes faite à

(1) *Histoire des principaux Lazarets de l'Europe*. Brochure *in-8°*.

(2) *Traité sur la Fièvre jaune*. Brochure *in-8°*.

(3) *Du Typhus*, par Hild. *In-8°*, page 299.

plusieurs reprises près d'Aigue-Mortes, dans les marais Pontins et dans ceux de Fogliano.

4ᵉ §. Mais si les principes qui constituent l'air atmosphérique, air mauvais, étaient simplement mêlés à l'air ordinaire, aux vapeurs aqueuses, aux effluves des corps odorans, il est évident que leur séparation devrait avoir lieu dans une foule de circonstances, toutes les fois par exemple qu'un corps intermédiaire se trouvant placé entre le foyer d'où partent ces principes et le lieu qu'on habite, les vents frapperaient d'abord cet obstacle et les y déposeraient.

Nous avons déjà rapporté quelques faits qui attestent cette séparation ; nous avons vu qu'ils abandonnent les vapeurs aqueuses dès qu'elles sont parvenues au point d'élévation où leur poids réuni surpasse celui de l'air atmosphérique : semblables à ces nacelles suspendues à des ballons d'où il faudrait jeter une partie du lest pour monter toujours plus haut, les vapeurs se débarrassent insensiblement de leurs miasmes à mesure qu'elles parviennent à des régions plus élevées.

Nous avons vu qu'ils sont bien moins subtils que l'air atmosphérique, puisque les effluves odorans s'insinuent et pénètrent partout, alors que ceux-ci sont retenus et empêchés par certains obstacles. Nous allons montrer actuellement que l'interposition d'une forêt ou d'une montagne ou celle d'une muraille élevée ou celle même d'une simple toile peuvent coopérer aussi à cette séparation et nous garantir en beaucoup de circonstances des effets pernicieux du mauvais air :

Le village de San-Stephano, situé au pied du mont Argental, ne jouit pas d'une grande salubrité. Des

3

vents de nord-ouest y arrivent après avoir soufflé à travers les marais de Grosseto Piombino, et Talamone, etc. etc. Un couvent de passionistes, situé à mi-côte, immédiatement au-dessus du village, n'était point sujet à la même insalubrité; il était couvert par des bois de haute-futaie; on les a coupés; depuis lors on y observe les maladies de mauvais air tout comme à San-Stephano.

Nous avons rencontré dans l'un des coins les plus infects des Marais Pontins un bon-homme employé là depuis plusieurs années à la fabrication du charbon de tourbe; il n'y avait jamais contracté aucune maladie. Interrogé sur une particularité aussi extraordinaire dans un tel lieu, voici quelles sont les précautions auxquelles il attribuait la conservation de sa santé. Dès le coucher du soleil il avait le plus grand soin de se retirer dans sa hutte : il y entretenait constamment du feu, il en sortait tard le matin et s'éloignait peu de ses fourneaux pendant le jour; il observait d'ailleurs la plus grande sobriété.

On comprend que les vapeurs malfaisantes ne pouvaient pénétrer dans sa cabane, qu'il tenait soigneusement fermée, ou que, s'il y en pénétrait, elles étaient raréfiées par la chaleur du feu qu'il y entretenait, et entraînées par les courans d'air que ce même feu provoquait sans cesse, quand au gros du jour les exhalaisons dangereuses s'élevant dans les airs, devenant d'ailleurs plus rares, surtout auprès des fourneaux à charbon, elles ne devaient plus avoir une action aussi dangereuse.

M. de Prony, M. Yvart, membres de l'institut; M. de Fougères, inspecteur général des ponts et

chaussées, ont vu comme nous cet homme si bien enseigné par l'expérience; il avait le teint fleuri et son allure était absolument différente de celle des gens du pays, qui ne prennent aucune précaution, essuient chaque année une maladie mortelle et traînent généralement une existence pitoyable.

Les moines de Franquevaux possédaient autrefois une très-belle habitation tout-à-fait sur le bord des marais du Languedoc, entre Saint-Gilles et Aigue-Mortes; ils y passaient toute l'année dans une santé parfaite, pendant que tout ce qui les entourait tombait malade. Cependant la tradition porte que dans la belle saison ils avaient pour habitude de prendre leur repas du soir en plein air, sur une terrasse attenante au couvent (c'était bien là certainement un moyen sûr de s'exposer aux maladies); mais ils étaient sous une tente formée d'un double et triple canevas, et cette précaution, nécessaire contre les moustiques, était à leur insu une défense encore plus salutaire contre le mauvais air.

J'ai vu le régisseur d'une grosse ferme appartenant au duc Braschi, près du For Appio, dans les Marais Pontins, se préserver aussi très-efficacement des maladies de mauvais air en suivant à peu près le même régime observé par le charbonnier dont nous avons parlé; aux précautions générales déjà citées de rentrer tôt à la fin du jour, de sortir tard dans la matinée, il ajoutait celle de boire force vin, force café, et se frottait parfois tout le corps avec de l'eau-de-vie, ce qui peut bien jusqu'à un certain point donner du ton et des forces pour résister aux effets du mauvais air, mais n'est pas essentiellement nécessaire, puisque le pauvre charbonnier qui nous avoua n'avoir pas les moyens d'en faire usage, parvenait également aux mêmes fins.

M. de Boustelein a soin de rapporter un fait du même genre : il cite l'exemple d'un homme qui vivait à Ardée, sans y avoir jamais contracté aucune maladie, parce qu'il avait l'attention de se bien vêtir et de ne descendre jamais dans les gorges qui environnent le village que long-tems après le lever du soleil (1).

Laneisi affirme qu'un grand nombre de bois sacrés parmi les anciens peuples de l'Italie n'avaient reçu cette qualification que parce qu'ils leurs étaient une sauvegarde contre le mauvais air, et qu'il importait d'en empêcher la destruction par les voies les plus propres à les rendre respectables (2).

Il cite plusieurs exemples anciens et récens des services qu'on peut attendre des bois ainsi placés entre les foyers du mauvais air et les lieux habités; il en cite plusieurs du danger auquel on s'expose en les détruisant (3).

M. Volney cite le séjour de Bayrout « autrefois » malsain, qui a cesssé de l'être, au rapport des ha- » bitans, depuis que l'Émir Fakreldin eut planté un » bois de sapins qui subsistent encore à une lieue » au sud de la ville. Les religieux de Mahr-Hanna, » qui ne sont pas des physiciens à système, dit-il,

(1) Voyez dans *le Laticum*.

(2) *De Noxiis Paludum effluviis*, Lib. I, p. 11, Chap. VI. *De Luciis generatim deque Sylvarum utilitate præsertim ubi Palus et Hanvivi non potest.* In-4°, 1718.

(3) *De Sylva cisternæ non nisi per partes excidenda consilium*, § 4, p. 89 et tout le § suivant.

» citent la même observation pour divers cou-
» vens » (1).

C'est donc une chose très-connue dans les pays de
mauvais air que l'on peut parvenir à s'y conserver en
santé, d'abord si *l'on ne sort pas de sa maison* ou
si l'on n'en sort pas indistinctement à toutes les heures; ensuite si l'on a la précaution de se tenir à l'abri
de l'accès direct des vents insalubres; car si ces mêmes
vents n'y arrivent que par des reflets ou beaucoup de
sinuosités et de détours, ils déposeront au moins une
partie de ce qui les rend insalubres contre les corps
qu'ils auront à frapper avant que de pénétrer jusqu'à
eux. C'est là la condition expresse et de rigueur. La
réclusion, sans cela, n'est point un préservatif assuré;
et l'expérience enseigne qu'elle doit être assujétie à
des règles invariables; en voici quelques exemples :

En 1810 les habitans des maisons d'un côté de la
place Saint-Jean, fait qui nous a été attesté par M. le
Dr Nuci, avaient été attaqués par des fièvres de mauvais air l'année précédente, tandis que de ceux du côté
opposé il n'y en avait eu qu'un très-petit nombre. Or,
les maisons du côté attaqué ont leur façade tournée
au midi et reçoivent directement les vents du sud-est
qui passent sur les marais de la côte; les maisons qui
leur font face, au contraire, sont ouvertes au vent du
nord, et tous les autres vents ne peuvent y arriver
que d'une manière indirecte et par réflexion (2).

(1) *Voyage en Syrie,* etc. t. II, p. 172.
(2) Voici un autre exemple plus ancien, mais non moins
frappant : *Non hic varro noster cum corciræ esset exercitus ac
classis et omnes domus repletæ essent ægrotis ac funeribus im-
misso* fenestris novis *aquilone et* obstructis pestilentibus Ja-

Les médecins français envoyés en 1805 en Espagne pour y observer la fièvre épidémique, réputée contagieuse, qui faisait tant de ravages dans ce pays-là et commençait même à exciter les inquiétudes des peuples en Europe comme en Amérique, rapportent qu'en 1804 le gouverneur de Carthagène, isolé dans son palais comme en tems de peste, tomba malade et périt lui cinq à sixième, malgré la réclusion en apparence la plus exacte et des fumigations acides répétées plusieurs fois par jour (1).

Ils disent encore qu'à Eedja, dans un hôpital situé rue de la Cala-Major, l'une de celles où la maladie régnait avec le plus de force, le directeur et les infirmières renfermés dans cet hôpital n'y contractèrent aucun mal et s'y conservèrent en parfaite santé, tandis que dans la même ville, dans un couvent de religieuses qui n'avaient d'autres communications au dehors que par un tour, vingt-quatre tombèrent malades, onze à douze périrent (2).

Il est évident que ces religieuses, désignées dans le rapport sous le nom de *Mochas blanchas* (Nones blanches), de même que le gouverneur de Carthagène, ne s'étaient proposés d'autre but, en se séquestrant du reste des habitans, que de se garantir des dangers de la contagion; mais ils avaient des jardins attenant à leurs maisons ou des terrasses ou des croisées ouvertes aux

maque permutata *cœtera quœ ejus generis diligentia suos* comites *ac* familiam incolumes reduxit.
(*Var. de Rustica*, Lib. I.)

(1) Rapport manuscrit qui se trouve au ministère de l'intérieur, p. 14.

(2) *Idem*, p. 22.

vents insalubres; et d'après les idées reçues sur les effets pernicieux de la chaleur, ils fermaient soigneusement les croisées pendant le jour et ne manquaient sûrement pas de les ouvrir tous les soirs, par une conséquence naturelle des mêmes préjugés; car il faut rafraîchir les appartemens et leur donner de l'air.

On ne manquait sûrement pas non plus la promenade du soir, et l'on s'enfermait au contraire avec soin pendant le jour; on choisissait vraisemblablement cette époque pour faire des fumigations; l'on combattait des miasmes qui n'existaient pas dans ces momens-là et l'on n'en faisait vraisemblablement pas quand on les avait introduits et qu'elles auraient pu devenir utiles.

Notre directeur, au contraire, et les infirmières, ne sortant point de leur hôpital, ainsi que le porte textuellement le rapport, restaient abrités des vents pernicieux, et quoique placés au milieu des malades d'une épidémie présumée contagieuse, ne prenaient cependant point la maladie.

Dans les pauvres bourgades de la campagne de Rome, où les habitans sont uniquement occupés des travaux agricoles, nous avons été frappés dès les premiers momens de notre arrivée, de la disproportion qui existe dans le nombre relatif des individus sous le rapport de l'âge et des sexes. Nous y avons constamment remarqué beaucoup plus de filles que de garçons, beaucoup plus d'enfans que d'adultes, beaucoup de veuves, peu de veufs.

Quelle pourrait en être la cause, si elle ne provenait du genre de leurs occupations? Les uns vont aux champs grand matin, dorment en plein air, couchés

sur la terre, rentrent long-tems après le coucher du
soleil; les autres, retenus au logis par les soins du mé-
nage ou la faiblesse de leur âge, sortent tard de leurs
habitations dans la matinée, et ils y sont rappelés
avant la fin du jour.

Pourquoi encore dans les petites villes y a-t-il,
proportion gardée, infiniment moins de gens attaqués
de maladies de mauvais air que dans ces mêmes villages, si ce n'est qu'il y a plus de bourgeois vivant de
leurs rentes et plus d'artisans aussi forcés par leur
état à une vie sédentaire?

Qu'on ne croie pas, comme on s'est plu à le répéter,
que les femmes avaient été préservées de la fièvre
épidémique de Cadix plus que les hommes, par la raison qu'elles sont naturellement moins suceptibles de
contracter cette maladie, c'est parce qu'elles ont été
moins exposées aux causes qui la provoquaient.

Il est tout naturel que ceux-là en souffrent le plus
qui s'y exposent davantage, et il y a lieu de penser, au
contraire, que les femmes et les enfans qui seraient
exposés au même danger auraient au contraire une
suceptibilité plus grande, car ils sont plus faibles; et
ce qui justifie cette conjecture, c'est qu'on voit dans
ce même rapport déjà cité (1) qu'à Gilbraltar ce furent au contraire les femmes qui furent attaquées en
plus grand nombre que les hommes.

Dans les villes d'une étendue considérable, où les
rues sont étroites et tortueuses, la circonférence seule,
et principalement le côté d'où vient le mauvais air,
est exposée à l'insalubrité. Les quartiers de Rome

(1) Page 21.

où elle se fait principalement sentir, sont ceux qui s'étendent depuis la porte Saint-Sébastien jusqu'à ceux de la porte du Peuple; du sud-est à l'ouest, d'où les vents apportent les exhalaisons des marais de la côte, exhalaisons que ces quartiers reçoivent en première ligne, qu'ils retiennent et arrêtent, dont ils s'emparent à leur passage et dont ils préservent ceux du centre. On n'avait point jusqu'à présent expliqué ces effets particuliers qui se présentaient comme des anomalies, mais qui sont néanmoins des conséquences naturelles des faits énoncés ci-dessus (1).

Ainsi, à la place du Peuple et dans la rue nommée *Ripeta grande,* certaines maisons et les casernes qui se trouvent sur le bord du fleuve, deviennent inhabitables pendant l'été, tandis que le couvent qui est à gauche de la porte du Peuple, en entrant, et les maisons opposées de l'autre côté seulement de la rue et de la même place, ne sont pas à beaucoup près aussi malsaines (2).

(1) Voici un passage de Tacite à l'occasion de la reconstruction de Rome après son incendie par Néron, dont les réflexions ont un rapport très-curieux avec ce que nous disons ici :

« *Exea utilitate accepta decorem quoque urbi attulere; erant* » *tamen qui crederent* veterem illam formam salubritatem con-» duxisse e quoniam Augustia itinerum *et altitudo non per* » *inde solis vapore peremperentur ac nunc patulam latitudi-* » *nem et nulla umbra defensam graviore œstu ardescere.* »
(Ann. Lib. XV, p. 43, édit. *in*-8º.)

(2) Cependant il existe peut-être encore une autre cause pour laquelle l'atmosphère des villes populeuses et étendues n'est pas autant exposée au mauvais air que celle des petites villes et des campagnes.

M. Le Roi, dans un mémoire très-connu, sur la rosée (*voy*. les Mémoires de l'Académie des Sciences pour 1751, p. 492) remarque très-judicieusement « que l'air des villes se soutient » toutes les nuits de quelques degrés au-dessus de celui de

Le mauvais air, soumis aux mouvemens des vapeurs, doit donc être écarté comme elles et ne pas tomber en si grande abondance sur les villes; il doit encore en être repoussé par la fumée des feux nombreux de tous les ménages et par les exhalaisons de toutes espèces réunies à celles des êtres animés qui y respirent. Cette immense quantité d'émanations, qu'il est souvent aisé de distinguer à la vue simple, occupe nécessairement un espace dont le mauvais air ne peut pas s'emparer aussi facilement; or, si ces émanations ne sont pas malfaisantes elles-mêmes, l'intérieur d'une grande ville sera bien souvent un séjour plus favorable à la santé que celui des champs qui l'environnent, à moins, comme nous l'avons observé, que le foyer du mauvais air ne soit renfermé dans son enceinte même, ce qui est infiniment rare; ce n'est donc que dans les cas où la production extérieure des miasmes augmente et qu'il s'en forme en telle abondance, qu'ils gagnent enfin peu à peu de la circonférence au centre et finissent par tout envahir.

L'exemple de quelques villes d'où les habitans désertent à certaines époques pour se réfugier dans les campagnes, n'est pas du tout à citer contradictoire-

» saturation » (et surtout sans doute dans les quartiers qui se rapprochent du centre). « Il ne peut donc se précipiter de » l'eau de cet air sur les corps qui lui sont exposés, et les corps » ne pourraient s'humecter de la rosée qui tombe de l'air que » par la chute des particules d'eau qui se précipiteraient de la » partie de l'atmosphère qui est au-dessus de la ville; mais les » particules d'eau sont aisément dissipées ou plutôt dissoutes » à mesure qu'elles se précipitent, parce que l'air de la ville » se soutenant toutes les nuits de quelques degrés au-dessus » de la saturation, il ne peut perdre, comme l'air libre, toute » son activité dissolvante. »

ment à ces assertions. Car ce n'est point aux portes et sous les murs de la ville même que les habitans se réfugient; ce sont des lieux élevés ou éloignés des étangs et des rivières ou des côtes de la mer qu'ils choisissent. A Philadelphie même il est reconnu que le centre de la ville est bien moins insalubre que les quais.

Volney, cet exact observateur, nous apprend que les malfaiteurs détenus dans les prisons de Philadelphie (1) et qui n'en sortent jamais, n'y sont pas exposés aux maladies de mauvais air, et M. le duc de Larochefoucauld-Liancourt parle de Charles-Town comme d'un asile où les planteurs se réfugient pendant l'été à l'abri de l'air malsain des campagnes (2).

§ 5. *Tout ce qui affaiblit dispose aux maladies de mauvais air, l'habitude de le respirer diminue au contraire cette suceptibilité.*

L'action des miasmes semble principalement se porter sur les forces musculaires et sur le principe de la vie, qu'il anéantit souvent même en peu d'heures.

Les excès en tout genre qui dissipent les forces nous livrent apparemment avec moins de défense aux effets pernicieux de ce poison dangereux; aussi voyons-nous généralement les hommes qui se nourrissent mal, qui ne boivent pas de vin, qui sont tenus à des travaux forcés, tout comme ceux qui se livrent à des excès, succomber plus facilement que ceux qui jouissant d'une honnête aisance, se peuvent mieux entretenir.

(1) *Voyage aux États-Unis,* t. II.
L'auteur attribue cet effet à l'ordre, à la sobriété, à la propreté imposés aux prisonniers; mais le même effet subsiste à Rome, où ils peuvent se livrer à tous les excès du vin, et sont tenus fort salement.

(2) Tome IV, p. 57 et 151.

Le plus grand nombre des malades sera toujours, proportion gardée, dans la classe du peuple la moins aisée, celle qui est exposée à un plus grand nombre de
privations et à des travaux plus épuisans.

Preuves. Le genre, il est vrai, de ses occupations, l'y
expose davantage; mais parmi ceux-là même la maladie et la mort font un choix. En voici un exemple:

Nous étions en novembre 1810 à Montalto, petite
ville des États Romains qui avoisine la Toscane; la
saison des maladies y avait été très-meurtrière; on y
enterrait encore chaque jour beaucoup de monde;
mais on prétendait que la mortalité y était principalement entretenue par de pauvres ouvriers qui étaient
venus coopérer aux semailles d'hiver dans quelques
grandes fermes du voisinage; l'insalubrité, qui cesse
ordinairement au milieu d'octobre, s'était prolongée
cette année-là, par l'effet des pluies fréquentes de l'été,
jointes à la chaleur continuée de l'automne. Ces malheureux avaient contracté, suivant l'usage, et long-
temps à l'avance, des engagemens avec les régisseurs de
ces fermes (nommés ministres) qui s'étaient soumis à
les nourrir, mais qui, contre toute bonne foi et tout
honneur, n'avaient pas craint de frauder sur la quantité et la qualité des alimens, dont le prix, depuis l'é-
poque du contrat, s'était très-considérablement accru.

Forcés à des travaux pénibles, continuellement exposés sans précaution au mauvais air, ne recevant
qu'une nourriture insuffisante, de très-mauvaise qualité et ne buvant que de l'eau, aucun d'eux n'avait
pu résister à tant de causes d'affaiblissement et de
maladie, tandis que parmi d'autres ouvriers occupés
dans les mêmes fermes et aux mêmes travaux, mais

payés en argent, se nourrissant mieux et buvant du vin, quelques-uns à la vérité furent malades, mais en moins grand nombre et bien moins sérieusement.

Nous aurions eu quelque peine à ajouter foi à ce fait dont les détails étaient fâcheux et très-pénibles à entendre, si passant quelques jours après à Canino, petite ville des environs, et parlant de cet événement à des personnes du pays, comme d'une chose peu probable, on ne nous eût offert de nous montrer les registres de l'hôpital du lieu, lesquels faisaient foi que sur trente de ses malades les sept huitièmes étaient morts.

Cependant il arrivera parfois d'entendre raconter que ce sont ordinairement les hommes les plus forts et les plus robustes qui succombent les premiers; ce fait, qui est vrai dans un sens, ne demande encore qu'une légère explication pour être compris.

Ce sont presque toujours les hommes les plus forts, les plus robustes et les plus vigoureux, qui s'exposent le plus souvent et avec le plus d'imprudence aux effets du mauvais air. Il n'est donc pas étonnant alors qu'ils en soient affectés les premiers; mais ceux là aussi qui habitent les contrées où l'air est pur, sont d'autant plutôt affectés qu'ils en sortent pour venir tout-à-coup respirer un air insalubre auquel ils ne sont pas accoutumés; cette observation est générale; il faut, dit-on, s'acclimater, et tel Européen qui arrivera aux îles occidentales ne commencera à se faire au mauvais air dont quelques-unes sont infectées, qu'après l'avoir respiré pendant plusieurs mois.

Il semble donc qu'on prend l'habitude de respirer des exhalaisons pernicieuses comme on peut prendre celle d'avaler chaque jour une dose plus forte d'opium ou de ciguë, et que la suceptibilité d'un individu serait en raison de l'usage qu'il en aurait fait précédemment.

Les habitans des pays chauds, où le mauvais air règne toute l'année, sont des gens accoutumés dès leur enfance au poison marécageux. S'ils font une absence, s'ils vivent un certain tems dans un pays plus favorable à la santé, ils cessent de faire un usage journalier de ce poison et deviennent par-là même d'autant plus susceptibles d'être affectés qu'ils l'auront perdu plus long-tems.

Ainsi, dans les zônes tempérées, où les maladies de mauvais air ne se font sentir qu'à des époques périodiques, les habitans qui respirent pendant plusieurs mois un air plus pur, perdent l'usage du mauvais et redeviennent chaque année susceptibles de reprendre facilement ces maladies.

Ainsi les négocians de la Havane ou de Véra-Cruz (1), qui sont acclimatés dans leur pays natal et qui passent de l'un de ces lieux à l'autre, acquièrent quelquefois cette fatale suceptibilité dans la traversée; si elle se prolonge, à plus forte raison encore; les habitans des contrées froides et ceux des montagnes, où l'air est si pur, succombent avec bien plus de rapidité et en plus grand nombre que ceux des plaines et des contrées plus tempérées.

Se faire au climat est donc moins s'accoutumer à la chaleur, comme on semble le croire, que s'accoutu-

(1) Voyez *Essais politiques sur le Mexique*, t. **IV**, p. 525 à 528.

L'auteur attribue cet effet à la chaleur ; mais je crois que c'est à tort.

mer aux miasmes qu'on respire et qui existent toujours plus fréquemment dans les pays chauds; on sait
qu'on prend aussi l'habitude de respirer l'air empoi-
sonné des prisons et des hôpitaux; ceux qui sont obligés d'y rester en sont bien moins fatigués que ceux qui
y arrivent pour la première fois; et c'est une observation constante qu'ils reprennent cette suceptibilité
par une absence. Dira-t-on aussi qu'ils ont besoin de
s'acclimater? Ici il n'est pas question de chaleur.

Si la suceptibilité d'être affecté par les miasmes est
en raison de l'habitude que l'on en contracte, il est
donc certain, qu'à habitude égale, l'homme plus faible,
une femme, un enfant y résisteront moins long-tems,
car ils auront moins de force à opposer aux causes
débilitantes qui les environnent. Mais si l'homme
faible et cacochyme a le premier contracté l'habitude
du poison, si c'était à son usage que serait dû l'état de
faiblesse où il est, comparé à l'homme fort et robuste
qui le respirera sans en avoir l'habitude, il est évident que ce sera celui-ci qui succombera; il est également clair qu'à habitude égale il y aura quelques
chances favorables de plus pour l'homme faible qui
use de précautions pour sa santé, qui observe des ménagemens, que pour l'homme fort qui ne croit en
devoir garder aucun.

Ce serait toutefois commettre une grande erreur
que de penser que les habitans d'un pays infecté de
mauvais air jouissent (comme on semblerait le faire
entendre en disant qu'ils sont acclimatés), jouissent,
disons-nous, d'une santé semblable à celle des habitans
des contrées où l'air est pur.

On ne concevrait cela qu'autant qu'ils prendraient

les plus grandes précautions pour ne point respirer de poison; autrement les doses journalières n'étant point réglées, l'habitude pourra les rendre inaccessibles à des maladies sérieuses, mais non entièrement à ces maux, qui en sont les précurseurs et lui servent de cortége; ils auront le teint jaune, cuivré, bilieux; ils seront faibles, indolens, irascibles, ils éprouveront enfin des fièvres d'accès, des dyssenteries, des fièvres putrides, nerveuses, etc. etc. etc.

M. de Humboldt rapporte qu'en 1793 les personnes qui résistaient à l'épidémie qui régnait alors à Philadelphie, les nègres mêmes, avaient la conjonctive teinte en jaune et le pouls extrêmement accéléré.

Tandis que la fièvre jaune, dit M. Gilbert, attaque les étrangers, les doubles tierces bilieuses sont les maladies régnantes parmi les colons, p. 77.

M. le Dr Valentin nous apprend de même que les fièvres intermittentes opiniâtres et souvent pernicieuses, se rencontrent constamment dans tous les quartiers de Philadelphie, où commence toujours à se montrer la fièvre jaune.

CHAPITRE III.

CAUSES.

AVANT de passer aux causes auxquelles nous croyons devoir réellement attribuer la production du mauvais air, il est bon peut-être de jeter un coup-d'œil sur d'autres auxquelles on l'assigne assez généralement. Beaucoup nous paraissent déceptrices, illusoires; mais il n'est pas inutile, nous croyons même qu'il est nécessaire d'en montrer auparavant la fausseté. D'abord le lecteur comparera lui-même les opinions et les faits; il en jugera mieux en connaissance de cause. En second lieu, en les passant une à une et les discutant avec soin, il sera à même d'éliminer celles qui ne lui paraîtront pas supporter ce genre d'épreuve, et il sera possible d'arriver ainsi naturellement à des résultats qui lui présenteront moins de vague et d'incertitude.

§ 1er. La chaleur favorise la décomposition des corps organisés; elle donne lieu à une plus abondante émission de vapeurs aqueuses; elle les rend plus permanentes et surtout plus légères; elle favorise ainsi tout à la fois et la production du mauvais air et son expansion dans l'atmosphère.

Quelquefois, si elle est continuée, le desséchement complet par l'évaporation des terrains infectés d'eaux croupissantes, tarit la source du mauvais air; les maladies disparaissent; d'autres fois il arrive aussi que des pluies très-abondantes procurent le renouvellement des eaux qui entraînent les miasmes ou ne leur donnent pas le tems de se former, et les maladies cessent aussi. Mais il n'est pas difficile de comprendre que la chaleur comme l'humidité ne sont absolument ici que des agens passifs qui causent ou le bien ou le mal, favorisent ou détruisent, provoquent ou arrêtent la production des miasmes.

Nous avons recueilli une foule d'exemples de cette vérité dans les États Romains; on en peut voir une foule d'autres dans les ouvrages de Laneisi. Personne n'ignore que dans quelques contrées de l'Arabie, de la Perse, des déserts de l'Afrique et de l'Amérique, il y règne une chaleur brûlante, sans qu'il s'y manifeste aucun symptôme d'insalubrité.

Il en est ainsi des pays les plus humides, qui sont très-souvent exempts des maladies du mauvais air; et dans ceux même qui y sont le plus exposés, c'est alors qu'il règne une plus grande humidité, c'est dans la saison froide qu'elles s'arrêtent ou prennent un autre aspect. Combien de petites îles plongées dans une atmosphère constamment saturée de vapeurs aqueuses, combien de villes maritimes offrent néanmoins un séjour agréable et sain!

§ 2. Les passages brusques du froid au chaud, si fréquens dans certaines contrées, et surtout dans celles qui sont humides, sont une des principales causes auxquelles on attribue les maladies de mauvais air. Ces variations subites jettent le trouble dans les fonctions des organes de la transpiration, et l'on sait de combien d'accidens on nous dit que sa suppression peut être quelquefois accompagnée : nous ne le nierons pas.

Cette question est très-délicate; il ne nous appar-

tient point de la traiter; nous ferons seulement observer qu'envisagée sous le point de vue qui nous occupe, une assertion trop préremptoire pourrait être
sujette à quelques objections.

1°. Beaucoup de pays qui jouissent d'une salubrité
parfaite étant exposés à ces mêmes variations de température subites et fréquentes, les mêmes accidens
leur devraient être communs aussi; ce qui n'est pas:
on ne comprend donc pas, dans cette hypothèse, comment les uns seraient exempts des maladies qui affli-
gent les autres.

2°. Tous les jours, à tous les instans du jour et de
la nuit, nous sommes exposés à des arrêts de transpiration : nous sortons d'un lieu fort échauffé pour
passer dans un lieu très-froid : il arrive souvent qu'a-
près avoir pris un violent exercice, nous restons
mouillés de sueur exposés à l'évaporation et au refroidissement qui en est la suite; si ces épreuves cau-
saient les maladies de mauvais air, on les verrait perpétuellement et partout endémiques ou épidémiques.

3°. On convient cependant que les laboureurs et
les marins, plus particulièrement exposés aux intem-
péries de l'air, à des travaux forcés et souvent inter-
rompus, sont néanmoins plus robustes et plus forts
que les autres hommes; ils sont aussi moins souvent
malades, là du moins où le mauvais air ne règne
pas, c'est-à-dire là où ils sont exposés à tous les accidens des transpirations arrêtées, mais point aux
miasmes du mauvais air.

De graves historiens, des docteurs habiles, le père
de la médecine lui-même, en comparant les peuples
asiatiques, qui vivent sous un ciel toujours égal et se-

rein, à ceux de l'Europe, ont affirmé que ce sont ces vicissitudes fréquentes de température auxquelles ceux-ci sont exposés, qui endurcissent leur corps et rendent les hommes plus vigoureux et plus intrépides.

4°. Il y a plus, dans certaines contrées bien connues, on tient pour très-salutaire à la santé de passer brusquement d'un état violent de transpiration à un grand froid. On a pour usage de sortir d'un bain de vapeur excessivement chaud, pour se plonger immédiatement après dans l'eau froide ou dans la neige.

Dans certaines maladies, des frictions avec la glace, un bain à la glace, au moment de la chaleur fébrile la plus forte, devient un remède reconnu pour salutaire.

Les bains froids à la glace sont le plus souvent et de préférence prescrits le matin, au moment où l'on sort du lit.

Tout le monde connaît les expériences très-curieuses qui ont été faites à Londres (1), dans le but de constater quel était le plus haut degré de chaleur que le corps peut supporter, et l'on doit se rappeler que les savans qui se sont soumis à ces épreuves, ont affirmé à plusieurs reprises qu'ils ont passé de ces degrés extrêmes, c'est-à-dire d'un état de chaleur et de transpiration extraordinaires à la température de l'air, sans en éprouver le plus léger inconvénient. Ne serait-il pas permis de soupçonner, sans rien affirmer toutefois (car ceci tient à des questions dans

(1) *Bibliothèque Britannique*. Voyez aussi celles du Dr Deroche, insérées dans le même journal.

lesquelles nous n'oserions nous compromettre), ne
serait-il pas permis de soupçonner, disons-nous, qu'il
y a ici, comme en tant d'autres cas, quelqu'illusion
qui nous égare? On sait que M. de Fourcroi lui-
même en avait déjà soupçonné quelqu'une... (1).

De ce que la sécheresse, la crispation et la chaleur
de la peau, qui annoncent, dit-on, le défaut de
transpiration, sont les premiers symptômes qui ont
coutume de se manifester à l'invasion d'une maladie
de mauvais air, ne serait-il pas possible que cet effet
du mal en eût été considéré comme la cause, surtout lorsqu'à ces mêmes époques on a souvent observé un refroidissement marqué dans la température de l'air, et si l'on considère encore qu'on a
jusqu'ici été loin de soupçonner que ces refroidisse-
mens étaient nécessairement suivis d'une précipitation de miasmes?

Cette précipitation et ce refroidissement existent
au coucher du soleil, pendant la nuit, à son lever,
nous en avons déjà parlé; mais on comprend encore
qu'elle doit exister lorsqu'un vent froid et violent
s'établit tout-à-coup dans une atmosphère dont la
température était plus élevée, ou lorsqu'un vent
très-chaud vient tout-à-coup à traverser une atmosphère refroidie; ne se ferait-il pas, n'est-il pas extrêmement probable que les maladies qui se manifestent dans ces circonstances-là sont dues bien plutôt aux miasmes inaperçus qui se précipitent de
l'air, qu'aux arrêts et suppressions de la transpira-

(1) *Système des Connaissances chimiques*, t. X, p. 387,
section VIII, ordre 4, art. 5.

tion auxquels on ne les attribuait peut-être que dans l'impuissance d'y trouver une autre cause.

Sans doute ce sont des faits à constater, et ce n'est pas avec légèreté qu'il faudrait y ajouter foi. Nous espérons pouvoir fournir des moyens directs qui serviront à nous réfuter nous-mêmes si nous sommes dans l'erreur ; mais ces suppositions reçoivent en ce moment d'autant plus de force, qu'il est certain que certaines maladies épidémiques, celles de l'hiver surtout, paraissent aux époques mêmes de ces changemens plus marquées de la température au gel ou au dégel, et qu'elles cessent ordinairement ou du moins se ralentissent beaucoup pour reprendre avec plus de force, lorsque les mêmes circonstances se renouvellent.

Il y a donc tout lieu de penser que l'air malsain existe séparé et indépendant de ces causes ; qu'il y en ait de prédisposantes et qui rendent nos corps plus aptes à contracter des maladies, cela n'est pas douteux ; mais on ne peut pas en inférer que la chaleur ou l'humidité, et beaucoup d'autres accidens dont nous avons encore à parler, soient des causes de fièvres de mauvais air, pas plus au moins qu'on ne pourrait dire qu'un homme a pris la fièvre quarte, parce qu'il s'est cassé la jambe.

Éprouver une frayeur soudaine, être en proie à une profonde douleur, manger trop ou ne pas manger assez, se livrer à des appétits défendus, sont aussi des causes prédisposantes ; mais à ce compte, le nombre et la probabilité de ces causes devient tellement indéterminé, que les énumérer, c'est évidemment vouloir obscurcir et embrouiller la question. Nous aurons donc soin de ne faire mention que de celles qui ont obtenu ou obtiennent encore quelque croyance.

§ 3. De ce nombre, par exemple, est celle qui accorde une influence particulière à certains vents. Sur cent personnes, à Rome, quatre-vingts, pour ne pas dire quatre-vingt-dix-neuf, ne doutent pas que l'air malsain ou les vents de sud ne soient une seule et même chose. Parce que le vent du sud y apporte la fièvre, la fièvre tient à la nature du vent du sud ; mais on ne peut pas maîtriser les vents, donc l'air malsain est indestructible, et voilà, disent-ils, la raison pour laquelle il n'a pas cessé d'affliger ce beau pays.

Cependant, pour constater la validité d'un tel effet, il eut été convenable de l'appliquer auparavant à tous les cas possibles ou probables.

Si les vents du midi avaient en eux quelque propriété capable de produire ou de donner la fièvre, pourquoi cet effet ne serait-il produit que dans une certaine saison, et non à toutes les époques de l'année ?

Pourquoi l'effet pernicieux de ce vent n'est-il pas sensible à Frascati, à Saint-Oreste, qui sont dans une position élevée, aux portes de Rome, comme dans cette ville même ?

Pourquoi est-il malsain sur les côtes de la Toscane et des États Romains, et devient-il innocent sur celle de Gaëte, qui en est le prolongement ? Par quel motif reprend-il son insalubrité un peu plus loin, à Minturnes, à Cumes, à Pouzzoles, et reprend-il sa salubrité depuis la pointe du Pausilipe, jusqu'à celle de la Campanella, qui comprennent toute la baie de Naples ?

Pourquoi les marins qui naviguent toute l'année sur la Méditéranée n'en sont-ils pas affectés?

Pourquoi le séjour de la côte, une habitation sur la plage battue des vagues, a-t-elle été de tous tems reconnue plus saine qu'une habitation un peu plus éloignée (1)?

Pourquoi est-il reconnu sur toute cette côte insalubre et infecte, que les pêcheurs peuvent impunément coucher la nuit et passer les journées entières dans leurs barques, pourvu qu'ils aient l'attention de se tenir à une certaine distance du rivage?

Pourquoi dans les lieux mêmes où l'on prétend que les vents exercent le plus vivement leur maligne influence, l'expérience a-t-elle enseigné les moyens de le respirer sans danger?

Pourquoi sont-ils innocens à telle hauteur? pourquoi donnent-ils la mort quelques toises plus bas?

On pourrait multiplier ces questions; mais l'impossibilité d'y répondre est trop manifeste. Les vents ne sont encore, comme la chaleur, l'humidité, les variations de la température, ne sont, disons-nous, que des agens passifs, malfaisans ou salutaires, suivant qu'ils arriveront chargés d'exhalaisons pestilentielles, ou qu'ils en délivreront la contrée sur laquelle ils souffleront en premier lieu.

Le célèbre Winkelman, après avoir parlé des maisons de campagne des Romains, qui n'étant point

(1) *Eademque mare recte conspicit, cum pulsatur acfluctu respergitur; nunquam ex ripa, sed hand Paulum submota a litone nam præstat a mari longo potius intervallo quam brevi refugisse, quia media sunt spatia gravioris halitus.*

(COLL.)

situées sur les hauteurs, le sont sur la mer ou dans la mer même, cite celles dont l'on voit encore les vestiges à Astura, à Nettuno et Porta-d'Anzo ; il observe que c'était pour les rendre plus saines qu'on les plaçait ainsi, et répète (1) :

« Dans cet emplacement, on a eu sans doute en » vue la salubrité de l'air, qui, agité par le mouve- » ment et le battement continuel des flots, en était » plus pur et rendait moins sensibles *les effets du* » *vent du midi :* car on sait que les personnes qui » demeurent sur les jetées du Porto-d'Anzo n'éprou- » vent aucune *incommodité des grandes chaleurs,* » tandis que ceux qui habitent sur la côte même, » passent rarement l'été sans être sujets à des fiè- » vres. »

Astura est immédiatement situé à l'extrémité d'un cap qui se projette tout-à-coup à l'ouest, dans la mer.

En arrière d'Astura, à l'est-sud-est, sont les Marais Pontins, et plus près encore, ceux de Capro Lace Dei Monaci et Fogliano, non moins suspects d'insalubrité.

Un peu après, depuis Nettuno, petite ville qui est enceinte par de hautes murailles, jusqu'au cap d'Anticum, la côte s'avance de plus en plus vers l'ouest.

C'est près d'Astura qu'on voit ces fabriques antiques dont les fondations sont à quelques pieds sous l'eau, dans la mer ; d'autres fabriques sont adossées au rocher de grès-coquillier qui s'élève à pic sur la vague, depuis Neptune jusqu'à la tour de Baldaro, au-delà d'Antium. L'on y peut aisément encore dis-

(1) *Remarques sur l'architecture des anciens,* p. 73 et suiv.

tinguer les ruines de bâtimens immenses, dont les étages supérieurs avaient évidemment une issue sur le grand chemin de Neptune à Antium.

Dans cette situation, on était abrité des vents de l'est et sud - est qui soufflent sur les marais, et l'on n'avait rien à redouter de ceux du sud et du sud-ouest qui y arrivent directement de la mer.

Les Romains avaient des ports de mer très-fré- quentés à Astura et à Antium. C'est par ces points que se faisait une partie de leur commerce et de leurs approvisionnemens; mais comme la proximité des Marais Pontins rendait le séjour de toute cette côte très-malsain et très-dangereux, l'expérience leur avait enseigné les moyens de s'en préserver; et, en effet, la position de ces fabriques était l'unique sur cette côte où l'on pût se flatter de fonder une habi- tation moins malsaine.

M. Winkelman remarque que les maisons placées sur la jetée de Porto-d'Anzo sont encore de nos jours dans le même cas. Il aurait pu ajouter un fait que nous avons constaté à Nettuno : c'est que ceux qui habitent l'intérieur de cette petite ville, défendue des vents malsains par les murailles de son en- ceinte, ne sont pas, à beaucoup près, aussi exposés aux maladies que ceux du faubourg; c'est un fait qui nous a été garanti par le maire et tous les habitans.

D'excellens observateurs ont, comme nous, assigné aux vents la seule influence qui leur soit due : on trouve dans l'intéressant *Recueil de médecine*, rédigé par M. Sédillot, t. XLIV, p. 345, un rapport sur une maladie épidémique qui a régné à Bernières-sur-mer pendant l'été de 1811, où l'auteur, M. le Dr Raisin, de Caen, développe ses idées avec un bon sens et une sagacité peu commune ; il y donne une description topographique à laquelle il ne manque rien, ce qui est une des choses les plus rares qu'on puisse trouver ; il y résout aussi une difficulté qui se renouvelle tous les jours à l'occasion d'autres maladies épidémiques ; savoir, pourquoi celle de Bernières ne reparaît pas toutes les années aux mêmes époques.

Il faut deux conditions, dit-il,

1°. Que les chaleurs de l'été soient assez fortes pour opérer jusqu'à un certain point l'évaporation des eaux des marais et le dégagement des miasmes ;

2°. Que les vents aient leur direction la plus constante depuis le nord-est jusqu'au sud-ouest, en passant par le nord, par où ils ne peuvent arriver sur le village de Bernières sans traverser les marais qui l'entourent de côté.

Pringle affirme que tous les vents, en Hollande, sont malsains, à l'exception de ceux de mer, et il explique bien quelle en est la cause (1).

Zimmerman s'explique avec encore plus de netteté en parlant de quelques maladies de mauvais air (2) particulières à la ville de Gottingue, et de celles de Cork en Irlande, où les vents du nord sont insalubres.

M. l'abbé Rozier (3), et surtout M. Baumes, dans un très-excellent Mémoire sur les eaux stagnantes (4), mettent cette vérité dans le plus grand jour.

M. Malte-Brun rapporte, d'après plusieurs voya-

(1) *Maladies des armées*, t. I, p. 26.
(2) *De l'Observation en médecine*, t. II, p. 138, 182.
(3) *Dictionnaire d'Agriculture*, t. II, art. *Épidémies*.
(4) Couronné par la société royale de médecine.

geurs « que dans les déserts de la Mésopotamie,
» comme dans ceux de l'Arabie, l'air est généralement
» pur et sec; souvent il devient brûlant dans les plaines
» sablonneuses et découvertes; les miasmes des eaux
» stagnantes s'y répandent. Si alors quelque déran-
» gement déquilibre vient donner à la colonne d'air
» ainsi infectée un mouvement rapide, il naît ce vent
» mortel connu sous le nom de *samum* ou *sam-geli*,
» qu'on redoute moins dans l'intérieur de l'Arabie
» que sur les frontières, et principalement en Méso-
» potamie et en Syrie. »

Pourquoi l'y redoute-t-on moins? parce qu'il y est
plus éloigné des foyers de l'infection. Pourquoi devient-il malfaisant jusqu'à frapper de mort subite?
c'est parce qu'ayant acquis par sa chaleur et sa sécheresse une plus grande capacité dissolvante, il se sature
des vapeurs délétères des marais au-dessus desquels il
souffle au point qu'il en contient des quantités hors de
toute proportion avec celles dont il se charge ordinairement.

C'est ainsi que le Sirocco devient si malfaisant dans
quelques parties de l'Italie par l'extrême rapidité de sa
marche; il y arrive en peu d'heures après avoir passé
sur des lieux infects que l'on ne connaît même pas.

Dans ces circonstances, l'expérience a enseigné que
l'on n'a plus d'autre ressource pour se garantir de ses
mauvais effets qu'en se retirant dans l'intérieur des
maisons, en fermant portes et fenêtres, en se couvrant
ou s'enveloppant la tête si l'on a le malheur d'être
surpris en rase campagne, en prévenant enfin tout
accès direct au souffle de ces vents désastreux.

Voici ce qu'en dit M. Volney, ce voyageur si fidèle,

cet observateur si exact, dont on lit les récits avec tant d'intérêt parce qu'ils sont toujours empreints du caractère de la vérité (1).

« Les corps animés le reconnaissent promptement » au changement qu'ils éprouvent. La respiration » devient courte, laborieuse; la peau est sèche, et » l'on est dévoré d'une chaleur interne; les habitans » des villes et des villages *s'enferment dans leurs* » *maisons,* et ceux du désert dans *leurs tentes* ou dans » *des puits creusés en terre,* où ils attendent la fin » de ce genre de tempête. Malheur aux voyageurs » qu'un tel vent surprend en route, loin de tout » asile; ils en subissent tout l'effet, qui est quelque- » fois porté jusqu'à la mort; le danger est surtout » au moment des rafales : alors, la vitesse accroît » la chaleur au point de tuer subitement..... On se » dérobe à ces accidens en *se bouchant le nez et la* » *bouche avec des mouchoirs;* un moyen efficace » est celui des *chameaux,* qui enfoncent *le nez dans* » *le sable....* Ce vent crispe la peau, pompe avec » avidité les émanations aqueuses des animaux, *ferme* » *les pores,* et cause cette *chaleur fébrile* qui accom- » pagne toute *transpiration* supprimée. »

Voici encore ce qu'en dit M. Larrey (2) : « Ce » fut là (dans le passage d'El-Arich, en Egypte) » que, pour la première fois, nous éprouvâmes les » effets terribles du kamsin; je ressentis si fortement » tous ses effets, qu'ils faillirent me faire périr : car » quelques minutes après cette espèce de tourmente, » je *tombai en syncope.* »

(1) *Voyages en Syrie et en Égypte,* t. I, p. 56.
(2) *Relation chirurgicale de l'armée d'Orient,* p. 151.

Et plus loin, page 248 : « Nous fûmes assaillis au
» milieu du désert (entre Alexandrie et Rahmanich)
» par le vent de samiel, qui nous força de nous *cou-*
» *cher sur le sable, contre nos chevaux, afin d'en*
» *éviter l'impression directe et la suffocation qui*
» *en est immédiatement la suite.* C'était pour la se-
» conde fois que j'éprouvais les effets de ce vent.
» Quatre soldats en furent dangereusement affectés,
» et plusieurs animaux de la caravane en péri-
» rent. »

Ces citations, riches de faits positifs, ne nous
donnent pas seulement une nouvelle preuve évidente
et palpable des propriétés communes à tous les vents
chargés de miasmes, dont on parvient à les séparer
et qu'on rend ainsi respirables ; mais on y trouve
encore la réfutation de quelques autres causes auxquelles on attribue cette malfaisance.

Quoi ! si la chaleur était si dangereuse s'en garan-
tirait-on en se bouchant le nez et la bouche avec un
mouchoir, en enfonçant le nez ou s'enterrant le
corps entier dans un sable brûlant ?... Et si c'était la
transpiration arrêtée qui cause ces effets, comment
supposerait-on qu'elle peut l'être dans ce cas-ci,
alors qu'elle doit nécessairement être la plus forte
qu'il soit possible et qu'il ne peut y avoir répercus-
sion par le froid ?—S'il y a réellement suppression,
elle est donc l'effet et non la cause de cette première
action physiologique des miasmes.

§ 4. C'est à tort que l'on a soutenu que les diverses qualités du sol avaient quelque influence sur
la production du mauvais air ; nous l'avons observé
dans les pays volcaniques comme dans ceux où il est

calcaire ou siliceux, sans distinction (1). — Dans les lieux cultivés et plantés (2) comme dans les plaines les plus nues et les plus incultes (3), dans les villes peuplées (4) comme dans celles qui ne le sont plus (5) ou celles dont la population décline chaque jour (6).

D'où peut donc être née cette opinion généralement reçue, que le défaut de population et surtout l'absence des arbres et des plantes en végétation étaient des causes d'insalubrité?

C'est vraisemblablement que dans un pays peuplé le sol est toujours planté d'arbres et bien cultivé, et que, par cela même, il est coupé par de nombreux canaux d'écoulement qui en font disparaître les eaux croupissantes. On s'abuse alors et l'on prend l'effet pour la cause.

C'est encore peut-être que les bois et les forêts opposent une barrière aux miasmes dans certains pays

(1) Les plateaux volcaniques qui s'étendent depuis Ardée jusqu'à Monte-Rossi, les plaines calcaires de Montalto, celles de Cisterne à Terracine, la vallée entre Terni et Narni, etc.

(2) Les environs de Rome dans un rayon de deux milles, Castel-Fusano, Maccareze, Valentano, Nettuno, Canca, etc. etc., où l'on peut voir les plus magnifiques forêts.

(3) Les plaines de Corneto et Montalto, la vallée du Tibre, la campagne de Rome, plusieurs points des maremmes de la Toscane.

(4) Quelques quartiers du faubourg Transtevère et celui des Juifs (il gheto) à Rome.

(5) Ostic, Port-Trajan, Pratica, Ardée.

(6) Citta, Castellana, Ronciglione, Viterbe, où l'on vient d'établir des risières; Magliana, sous laquelle Sixte V avait converti un bras du Tibre en un marais infect. Castiglione-del-Lago, et tous les villages qui entourent le lac de Pérouze, depuis qu'on a laissé encombrer le canal qui régularisait les eaux d'écoulement de ce lac.

où les vents les pourraient transporter sans obstacles.
On a cru qu'ils agissaient en vertu d'une propriété
qui leur était inhérente.

Mais la cause en est plus particulièrement fondée
sur des expériences très-curieuses qui firent dans le
temps une grande sensation dans le monde. Deux
physiciens célèbres découvrirent, à peu près en même
tems, que les parties vertes des plantes exposées sous
l'eau, au soleil, se recouvraient de bulles d'air pur
et en rendaient une d'autant plus grande quantité,
qu'on avait plus de soin d'imprégner l'eau de gaz
acide carbonique. MM. Ingenhoup et Sennebier se
flattèrent d'avoir trouvé dans cette découverte les
moyens dont la nature se sert pour renouveler la
pureté de notre atmosphère, sans cesse souillée par les
émanations des corps organisés.

Cette idée parut heureuse; elle faisait plaisir : on
aimait à recevoir des arbres ce nouveau genre de service et l'on y crut peut-être un peu trop sur parole.
Oserai-je me permettre quelques réflexions qui tendent à l'affaiblir? Je ne l'aurais pas entrepris si l'on
n'en avait pas tiré des conséquences forcées (1), et si;

---

(1) *Essendo incontestabile che l'insalubrita de l'aria delle*
campagne Romane sia piu consequenza della mancanza di
abitatori e di piantazioni di quello che il clima sia per se istesso
micidiale ed infesto alla popolatione.
(Motto proprio della s^{ta} di nostro s^{to} Pio VII, 15 décembre
1802, p. 10).
E tebene noi siamo intimamente persuasi che a misura que
la cultura e sopratuto le piantazioni dei albori si andra pro-
gressivamente estendendo... Andera altressi dilequando si
affato una tale insalubrita (id. id. p. 25).
C'est d'après ces principes que Pie VII avait sérieusement
entrepris de rétablir la salubrité dans les États Romains, et
qu'on avait proposé au gouvernement français d'y travailler.

dernièrement encore, dans un journal savant, je ne l'avais trouvée reproduite (1).

En même tems que le parenchyme des feuilles exposé au soleil donne de l'air pur, M. Ingenhoup lui-même avait trouvé que les feuilles exposées à l'ombre produisaient du gaz acide-carbonique (2).

Dans une forêt il y a plus d'arbres dont les feuilles sont à l'ombre, le matin et le soir surtout, que de celles qui sont exposées au soleil; il y aurait donc une émission salutaire et une émission simultanée de gaz délétère qui en balancerait l'effet.

Les jours où le soleil ne paraît pas, les nuits où il règne une obscurité profonde, l'émission première n'ayant pas lieu, l'effet de l'autre devrait prédominer et devenir malfaisante. En hiver, les forêts composées d'arbres verts devraient être inabordables; la végétation n'est pas entièrement interrompue, les jours sont courts, les nuits très-longues, le soleil paraît à peine; cependant l'air atmosphérique y est plus pur qu'en été. Comment tout cela pourrait-il s'arranger avec un pareil système?

M. Spallanzani, M. Th. de Saussure (3) ont montré que tous les êtres organisés qui ont cessé de vivre, tous ceux qui vivent encore, changent incessamment

---

(1) *Annales de chimie*, janvier 1814.

(2) Quelques plantes qui ne le cèdent à aucune autre dans leur opération diurne à préparer l'air pur, surpassent néanmoins les autres dans leur pouvoir d'infecter l'air commun pendant la nuit et dans l'ombre, jusqu'au point même de rendre en peu d'heures une grande masse d'air tellement corrompue, qu'un animal plongé dans cet air y périt en quelques secondes. INGENHOUP, *Expériences sur les végétaux*, t. I.

(3) *Annales de chimie, Traité de la végétation*, etc.

l'oxigène de l'atmosphère en gaz acide-carbonique, que tout ce qui est organisé dans la nature altère constamment, continuellement, à tous les instans du jour et de la nuit, l'air pur dont ils s'emparent et le transforment en gaz acide-carbonique. Or, cependant comme la quantité en est toujours à peu près la même, il faut croire que la nature a des moyens de le purifier autres qu'une absorption et une émission aussi insuffisantes que celle des feuilles et probablement plus actifs et plus prompts.

A l'appui de ces réflexions je rappellerais, s'il était nécessaire, des expériences ultérieures de l'abbé Spallanzani (1) : il avait pris des plantes en pleine végétation, il les avait placées avec leurs vases sous des cloches en prenant toutes les précautions nécessaires pour ne rien perdre de leurs émanations; il les avait laissé végéter ainsi pendant plusieurs jours exposées au soleil. L'air de ces cloches, éprouvé par lui, ne lui a offert aucun changement sensible ni dans sa pureté ni dans ses proportions; il n'avait été gâté ni amélioré.

§ 5. Mais ceux qui ont attribué à des gaz permanens connus ou à leurs combinaisons la cause des maladies de mauvais air, sont-ils mieux fondés en raison ? Nous sommes loin de le penser.

1°. Des gaz doués de la même ténuité, de la même élasticité que l'air atmosphérique ordinaire, ne pourraient pas mieux que lui être *arrêtés, retenus, tamisés* pour ainsi dire, à travers les arbres d'une forêt, ou les toiles d'une tente ou par quelques grains

(1) Ouvrage posthume, traduit et publié par M. Sennebier, 1 vol. *in-8°*.

de sable, même un simple mouchoir placé devant la figure ou interceptés par des montagnes ou des murailles élevées.

2°. Mêlés à l'air atmosphérique, les endiomètres nous les feraient connaître, ce qui n'est jamais arrivé.

3°. Ils ne seraient point assujétis à toutes les évolutions de la vapeur aqueuse; ils auraient leur marche propre et s'en montreraient indépendans et isolés.

4°. Nous les aurions retrouvés mêlés ou dissous dans l'eau des vapeurs que nous avons analysés, ce qui ne nous est point arrivé.

5°. Nous ne connaissons enfin aucun gaz permanent qui, mêlé à l'air atmosphérique en très-petites proportions après avoir été purifié, fût capable de produire quelque effet sur notre organisation.

Le plus délétère de tous, le gaz hydrogène sulfuré, se peut respirer impunément en mille occasions lorsqu'il est mêlé à l'air même, au point d'en devenir insupportable à l'odorat; il est employé comme remède dans un grand nombre de maladies : il se retrouve en abondance dans les eaux thermales que l'on boit et dans lesquelles on se baigne.

On voit à la vérité, dans les tems chauds, le gaz hydrogène carboné se montrer au fond des marres sous la forme de bulles d'air, monter à la surface des eaux et se dégager dans l'atmosphère. Malgré cela à peine peut-on y reconnaître sa présence et en saisir quelques atômes.

Le protoxide d'azote produit une espèce de délire; le gaz (chlore) acide muriatique oxigéné une légère irritation sur la membrane pituitaire; l'action délétère du gaz hydrogène sulfuré se fait sentir même à la surface du corps; d'autres gaz asphyxient : mais comment établirait-on quelque parité entre ces cas particuliers et les faits qui nous occupent? Ici les gaz sont recueillis dans toute leur pureté ; ils sont retenus et défendus de tout mélange avec l'air atmosphérique : ils sont, enfin, appliqués en masse.

Là, au contraire, nous ne pouvons que les supposer mêlés à l'air en doses immensément, incommensurablement disproportionnées, par une émission graduelle et lente, dans une atmosphère libre dont l'air se renouvelle à chaque instant ! ! !

On citera peut-être les expériences de M. J⁵. Wat et du docteur Th. Beddoës (1), qui ayant voulu éprouver les produits qu'on retirait de quelques substances animales renfermées dans un tube à un grand feu, avaient reconnus différens airs extrêmement fétides participans de la nature de l'alcali volatil, mais inflammables et tellement pernicieux que, quoiqu'ils eussent pris des précautions pour ne les pas respirer, le laboratoire en fut infecté au point de donner à tous ceux qui s'y trouvèrent des maux de cœur accompagnés de vertiges et de maux de tête, qui, loin de diminuer, avaient augmenté le jour suivant.

Nous rappellerait-on encore des expériences de M. Dupuytren, qui, appelé à faire un rapport sur les effets de l'eau d'une fosse d'aisance, dont les émanations avaient été funestes à quelques personnes, attribue au gaz hydrogène sulfuré l'action délétère qu'elle avait exercée (2)?

(1) *Considérations sur la production des airs factices.*
(2) *Bibliothèque médicale*, t. IX, p. 10.

Il plaçait des oiseaux et des chiens sous des cloches
et y faisait arriver la vapeur de cette eau échauffée.
« Dans la proportion d'un millième, le gaz, dit-il,
faisait périr un moineau; un petit basset n'en sup-
portait pas un cinq centième; un gros basset, à jambes fortes, un deux centième. Il était si prompt dans
son action et si violent qu'il agissait même alors qu'il
y en avait assez peu pour n'être pas sensible à l'o-
dorat. »

Un tel effet de la part du gaz hydrogène sulfuré
en si petite dose n'était pas possible, et l'on sent d'ailleurs, d'après la manière même dont l'expérience est
décrite, qu'il était dû aux produits inaperçus de la
décomposition des matières animales, à des miasmes
contenus dans cette eau qui s'évaporaient avec elle.

Il eût fallu, pour rendre ces expériences probantes,
purifier et tamiser ces gaz et ces vapeurs; c'est non
seulement ce que ces messieurs n'ont pas fait, mais
encore ce dont MM. Wat et Beddoës, quelques pages
plus bas, démontrent eux-mêmes la nécessité. « Le
» gaz acide-carbonique, disent-ils, est toujours plus
» ou moins imprégné des substances employées à le
» produire et il *entraîne avec lui des particules sub-*
» *tiles de métal ou de poussière de charbon qu'il ne*
» *dépose qu'au bout de quelques jours.* »

Tout nous porte donc à penser que ce ne sont pas
des gaz qui constituent l'air mauvais et le rendent
insalubre, des gaz permanens connus, tels que l'hydrogène, l'azote, l'acide carbonique ou leurs combinaisons.

§ 6. Mais serait-ce une substance putréfiée divi-
sée en molécules impalpables, ainsi que l'a cru M. de

Fourcroi? ce savant, nous dit-on, ne connaît point
encore la nature « du gaz putride (1) : ce n'est pas
» de l'azote ; il est permis de soupçonner que ses ef-
» fets doivent plutôt être attribués à l'action de la
» *matière animale pourrie elle-même*, qui, dissoute
» dans les gaz exhalés pendant la putréfaction, va
» porter sur les organes qui sont le foyer de la vie son
» principe engourdissant ou affaiblissant, et verser
» dans le torrent des humeurs animales le germe ou
» le ferment putride. »

L'auteur croyait donc en même tems, et à l'existence d'un gaz, et à celles de molécules putréfiées, et
à la possibilité d'un ferment porté par la circulation
dans nos humeurs.

M. le docteur Alibert annonçait à peu près les
mêmes idées dans la dernière édition de son Traité sur
les fièvres ataxiques ; il regarde comme probable
« que les marais influent moins par les divers gaz
» qu'ils émettent, que par des *portions même de ces*
» *substances putréfiées* et divisées à l'infini dans
» l'eau. »

C'est à cette occasion qu'il indique l'appareil dont
nous avons parlé (Chap. Ier, p. 7), appareil dont il paraît que M. le sénateur Moschati s'est servi avec succès à la fin du siècle dernier ou au commencement
de celui-ci.

Nous regrettons de ne pouvoir donner ici le résultat des expériences de ce dernier ; nous savons seulement par ouï dire qu'il attribue aussi les maladies épizootiques aux miasmes répandus dans l'atmosphère,

(1) *Système des connaissances chimiques*, t. X.

qui, selon lui, s'attacheraient d'abord aux poils des animaux d'où ils seraient absorbés insensiblement pour produire leurs effets pernicieux dans la masse des humeurs.

M. de Morveau, qui avait bien plus profondément médité ce sujet et fait d'ailleurs des expériences extrêmement importantes et utiles sur les émanations des substances animales en putréfaction et les moyens de détruire sûrement leurs effets délétères, est loin de prononcer si positivement. Il observe (1) que nous n'avons encore que « des idées vagues sur la nature » de ces émanations ; les phénomènes que lui ont » présenté ses expériences manifestent évidemment » un principe réductif, nous dit-il ; mais quelle est » la nature de ce réductif, est-il simple, est-il com- » posé ? Il faudrait distinguer dans cette composition » les élémens éloignés et les élémens prochains, c'est- » à-dire ceux qui y ont été reçus et s'y maintien- » nent dans l'équilibre d'une première combinaison, » comme les savons, les huiles... Alors nous pour- » rions distinguer ce qui produit la différence de ces » miasmes et assigner la cause de cette sorte de puis- » sance assimilatrice, qui les constitue germes mor- » bifiques. »

§ 7. D'après toutes ces considérations nous sommes portés à croire que la seule et véritable cause des maladies épidémiques de mauvais air, est due à des miasmes qui s'élèvent dans l'atmosphère.

Ils sont produits et se font reconnaître,

1°. Partout où il y a des eaux croupissantes ;

_____

(1) *Traité de la désinfection de l'air*, 1801, p. 102.

2°. Partout où il se fait de grands remuemens de terres, si ces terres ont contenu des substances qui ont eu vie et s'y sont décomposées.

3°. Dans tous les lieux enfin où, par le rassemblement d'un grand nombre d'êtres vivans, dans des appartemens étroits, des hôpitaux, des prisons, des étables, l'air chargé de vapeur et d'humidité ne pouvant se renouveler, les émanations des corps animés qui le respirent s'accumulent chaque jour et finissent par se corrompre.

Jamais on ne verra de maladies se répandre tout-à-coup sur un grand nombre d'hommes à la fois sans reconnaître quelques-unes de ces causes :

Des pluies extrêmement prolongées dans un pays naturellement sec et chaud (1);

Des sécheresses excessives dans une contrée qui aura été inondée, et quelquefois la combinaison de ces deux extrêmes;

Le changement du lit d'une rivière, l'abaissement de ses eaux; d'autres fois, leur extravasion et leur débordement en des lieux d'où elles ne peuvent ensuite s'écouler;

La destruction d'une forêt remplie de marres et de substances en décomposition, ou qui servait de barrière à des vents insalubres;

(1) *Ephémérides de l'académie des curieux de la nature*, décembre, Iʳᵉ année, observation 188. — De grandes pluies, observées en 1663, suivies de chaleurs excessives, la rouille des plantes et les niellis, selon M. Froman, médecin de Cobourg, causèrent une maladie générale des bestiaux, à l'ouverture desquels on trouvait leurs corps remplis de vers, principalement dans le foie. (On voit qu'on donnait, il y a 157 ans, les mêmes causes à la maladie, et que nous n'avons fait aucun progrès depuis cette époque.)

Un port de mer recevant les égouts d'une ville entière, dont l'issue et le renouvellement des eaux est difficile ou empêché;

Un grand fleuve qui a son embouchure au-dessous d'une cité populeuse et qui ne manque pas de former toujours des alluvions marécageuses sur la côte;

Des vents qui souffle d'un rumb non accoutumé pendant un tems très-long et qui apportent avec eux les miasmes des étangs qui se trouvent sur leur passage quoiqu'à de grandes distances. Voilà, parmi bien d'autres, quelques-unes des principales circonstances à la suite desquelles on observe la formation du mauvais air, et je défie qu'on puisse citer un seul exemple d'épidémie ou d'épizootie qui n'ait pas été accompagné de quelques-unes d'entre elles.

Les miasmes qui rendent l'air mauvais étant produits par la décomposition des substances organisées et se formant le plus ordinairement dans les eaux qui favorisent cette décomposition, si elles ont un écoulement permanent et réglé, ces produits sont emportés aussitôt que créés et l'on ne peut s'apercevoir de leur présence, peut-être même n'ont-ils pas le tems de se former. Mais si l'écoulement est empêché, les mêmes substances décomposables s'accumulent, les eaux acquièrent un degré de chaleur plus considérable, l'évaporation devient plus abondante et plus active, les miasmes se forment et sont entraînés dans l'atmosphère. Si le foyer de l'infection est étendu, s'il occupe une grande surface, les maladies causées par le mauvais air deviennent générales et se propagent au loin sur des contrées entières.

Si le foyer est plus circonscrit, ses effets sont aussi

moins graves ; ils se manifesteront en raison de son étendue ; alors ils peuvent n'affecter qu'un seul canton, ou une ville, ou un quartier, ou de simples maisons, ou même quelques individus que le hasard ou des circonstances mal connues et même point observées, auront soumis à l'influence de ces émanations délétères.

Dans les grandes villes il se produit à la vérité une immense quantité de vapeurs ; elles sont percevables à la vue simple et forment quelquefois un épais brouillard ; mais, tant qu'elles ne sont pas des produits particuliers de la décomposition, elles n'ont rien de malfaisant. Les égouts, les cloaques, les fosses d'aisances, tous les lieux susceptibles de contenir des matières organisées en putréfaction où elles se forment, sont couverts et cachés ; on a soin de leur procurer un écoulement facile et prompt par des aquéducs voûtés, de sorte que les vapeurs qui s'en exhalent sont interceptées ; s'ils s'en échappent quelques faibles portions, elles se perdent dans l'atmosphère, ou n'attaquent que quelques individus isolés qui y auront été plus immédiatement exposés ou seront plus susceptibles ; alors on dira qu'elles sont sporadiques.

Il y a donc réellement moins de chances favorables à la production du mauvais air dans les villes policées qu'il n'y en a dans les campagnes, où toutes ces choses sont nécessairement moins soignées, et ce n'est pas un des moindres bienfaits de la civilisation.

CHAPITRE IV.

EFFETS.

Il n'y a pas long-tems encore qu'un homme de beaucoup d'esprit, discourant sur les progrès de la médecine, sur la nouvelle impulsion qui semble lui être donnée, les bons résultats obtenus et de plus grands qui se font présager, a dit que « Peu de per-
» sonnes méconnaissent ces avantages, mais que tou-
» tes se trompent ou affectent de se tromper sur la
» cause qui les produit. On en fait honneur à l'in-
» troduction dans la médecine des sciences acces-
» soires, telles que la physique et la chimie : c'est
» une erreur. Jamais ces sciences, belles en soi, mais
» défectueuses dans leur application aux lois de la
» vie, n'ont été plus éloignées du domaine médical ;
» les bons esprits le sentent, personne n'ose le dire ;
» mais les plus habiles de ceux qui cultivent ces
» sciences, dites *collatérales,* le prouvent par la fai-
» blesse des résultats qu'ils obtiennent, lorsqu'ils
» abordent l'organisme ou ses produits.

» *Plus de physique, plus de chimie dans la mé-*
» *decine, et bientôt l'esprit humain aura une bran-*
» *che de connaissances de plus ;* car bientôt la mé-
» decine, fondée uniquement alors sur les lois des
» corps organisés, sur leurs altérations toutes sou-
» mises à des modes propres, n'aura plus rien qui
» la rapproche des sciences des corps inorganiques qu

» bruts. *Cette révolution utile sera due à l'école de* » *Paris* (1). »

S'il n'y a pas *mésentente* dans les mots, si l'auteur de ce paragraphe ne leur a pas donné un autre sens que celui qui se présente à des esprits vulgaires, il nous est difficile de penser que l'école de Paris s'empresse fort de répondre à de tels vœux. Sans physique et sans chimie, dépouillée de ces sciences dites *collatérales*, marchant nue, dépouillée de ces appuis *déceptifs*, que deviendrait-elle?

Qu'est-ce, à proprement parler, que la médecine, qu'on ne pût à bon besoin lui ôter le nom même de science, et la considérer comme une simple application des sciences physiques à l'art de guérir? Cet art, il est vrai, s'exerce sur des corps organisés, mais ces corps sont composés de matières inorganiques et brutes, et c'est avec des médicamens qui sont aussi des corps bruts et inorganiques que vous parvenez à modifier ces matières inorganiques organisées. Il nous semble que si vous voulez sortir du domaine de la physique, vous ne devez pas lui emprunter tout à la fois, et les corps sur lesquels elle agit, et les matériaux avec lesquels elle agit.

L'on s'étonne que les applications de la chimie à la médecine n'aient pas été heureuses et qu'elles n'aient offert aucun résultat; d'abord cela n'est pas juste : mais quand cela serait parfaitement vrai, qu'en conclure sinon que ceux qui ont fait ces applications ont cru pouvoir les faire d'une manière immédiate, sans assez réfléchir au mécanisme des fonctions : prenons un exemple.

(1) *Journal général de médecine*, t. XLIV, p. 88.

M. de Fourcroi fait l'analyse des calculs, il en détermine la composition, il trouve les dissolvans de plusieurs d'entre eux, il cherche à les introduire ou dans l'estomac, ou même directement dans la vessie.

Les uns prétendent qu'il a réussi à soulager plusieurs malades, d'autres certifient qu'il y a tout autant de calculeux qu'autrefois et qu'on ne parvient pas mieux à les soulager qu'on ne le faisait auparavant. Supposons que ceux-ci aient pleinement raison, l'auront-ils également s'ils en concluent que la chimie n'est bonne qu'à égarer le médecin dans sa marche? ne serait-il pas infiniment plus raisonnable de conclure, ou que M. de Fourcroi n'a entendu faire ici qu'une espèce d'opération chirurgicale, ou qu'il s'est trompé tout simplement dans l'application qu'il a faite de la science aux corps vivans?

En y réfléchissant, on peut comprendre en effet que la maladie particulière d'où résulte la formation des calculs, ne dépend pas de ce qui entre dans le corps en tant qu'il s'y introduit des substances propres à former ces calculs. Tel avalera de la silice et de la chaux en grande abondance qui se portera fort bien, tandis que tel autre, pour qui ces substances n'auraient même eu nul inconvénient à certaines époques, en éprouvera de très-graves en d'autres. Alors, sans doute on ne pourra en attribuer la cause qu'au défaut ou à l'aberration d'action dans les organes sécrétoires. Mais ces organes de qui dépendent-ils? Qui est-ce qui préside à leurs fonctions? N'est-ce pas des nerfs, et ces nerfs où aboutissent-ils eux-mêmes?... Or donc, un léger dérangement dans l'action centrale du système nerveux, ou dans ses rapports avec les divers organes qu'elle régit, causera incontinent un désordre notable dans les fonctions de ces organes, d'où naîtront tout-à-coup de nouveaux produits qui n'auront aucune analogie, ou qui du moins ne nous sembleront en avoir aucune avec des changemens dont la cause nous est également inconnue.

Sans doute, alors, nous aurons beau dissoudre et diviser des calculs; incontinent il s'en formera de nouveaux, et ce serait une bien fausse application de la chimie que de ne voir dans cette maladie particulière que des calculs à dissoudre.

C'est ici un cas matériel et grossier; mais il est clair que la même application peut s'en faire à tous ceux qui sont du ressort de la médecine. Citons-en un d'un autre genre.

M. ***, propriétaire à Agde, est atteint en 1806 ou 1807 d'une fièvre pédiculaire. M. le docteur Casals est appelé pour lui donner des soins: « il rapporte » que la première fois qu'il l'a visité il avait la fièvre » avec chaleur âcre et éruption prodigieuse (nous » transcrivons mot pour mot) (1) au col et aux » épaules; la démangeaison était si intense qu'il ne » pouvait rester un seul instant sans se gratter, et » chaque bouton qu'il perçait donnait lieu à un es » saim de poux; il avait une grande difficulté d'a » valer, etc. etc.

» Le jour suivant apirexie, absence de *douleurs,* » *pas d'éruption, pas de poux;* le lendemain retour » des symptômes de l'avant-veille. »

Administration du kina pendant l'apirexie, dix

(1) *Bibliothèque médicale,* t. XVIII, p. 371.

gros en 24 heures, et application en décoction à l'extérieur.

Tout fut arrêté, fièvre, douleurs, affection pédiculaire, etc. etc....

Croit-on que dans ce cas on eût combattu efficacement la maladie en se contentant de nettoyer ce malheureux malade, et qu'aulieu de combattre l'affection fiévreuse il n'y avait autre chose à faire qu'à détruire les poux?

S'il était permis de comparer notre merveilleuse organisation au mécanisme brut et grossier d'une montre, nous comprendrions que toute espèce de désordre peut lui venir d'une chute ou de l'usure d'un pivot, ou d'un atôme de poussière engagé dans le moins important de ses rouages; elle retarde ou elle avance, elle est arrêtée ou se remet en mouvement, et le caprice, en apparence le plus inconcevable, semble avoir part à tous ces divers jeux, sans qu'au fond il n'y ait rien que de très-simple et qu'en dernière analyse l'ouvrier habile qui a construit cette machine ne parvienne à en déterminer les causes et en régulariser la marche.

Sans doute l'être éternel qui voulut faire exister celle-ci en a disposé lui-même les rouages, et il ne nous a pas été donné d'en pénétrer les mystères. Avec nos méthodes pertubatrices et empiriques, semblables à des rhabilleurs, nous frappons cette partie, nous imprimons une secousse à telle autre; nous huilons celle-ci, nous soufflons sur celle-là, fort étonnés, bien souvent, en réfléchissant aux moyens dont nous nous sommes servis. Mais qu'en pourrait-on inférer de défavorable aux nouvelles lumières, qu'il nous serait permis d'espérer de recherches ultérieures, et comment ne pas comprendre qu'un pas de plus dans les sciences physiques ne nous pourrait ouvrir de nouvelles routes, ou nous offrir des lumières inattendues?

Qu'a-t-on fait jusqu'à ce jour, depuis Hippocrate, que nous ne le devions aux progrès des sciences? a-t-on surpassé ce grand génie pour la manière de bien voir? n'est-il pas encore sans égal pour tout ce qui est du ressort de l'observation?

Un autre auteur, discourant dans le même sens, a soutenu « que la plupart des combinaisons, toutes » les combinaisons qui s'opèrent dans l'animal vi- » vant, sont contraires à ce qui devrait avoir lieu » si tout y était soumis à l'empire des forces chimi- » ques.

» Le sang, dit-il, est un liquide évidemment al- » calin; tous les chimistes conviennent qu'il con- » tient une certaine quantité de soude à nu; d'un » autre côté il est bien reconnu en physiologie que » c'est le sang qui fournit tous les matériaux de sé- » crétion; d'après cela comment expliquer la pré- » sence de l'acide phosphorique libre dans l'urine? » En vertu de quelle affinité la chimie peut-elle » rendre raison de ce phénomène? Il me paraît, pour » moi, que ce problème est complètement insoluble, » si l'on admet d'autres causes des combinaisons qui » ont lieu dans l'économie vivante, que les affinités » chimiques (1). »

Quelles autres causes admettrez-vous donc pour les décompositions et les combinaisons qui ont lieu

(1) *Bibliothèque médicale,* t. XII, p. 145—154.

aux deux pôles d'une pile galvanique; rendez-vous raison de ce phénomène par des propriétés communes à l'économie vivante?.... Ou vous reconnaîtrez ici une puissance chimique dont vous étiez bien loin de vous douter il y a quelques années, ou vous seriez forcé de reconnaître un principe de vie dans la pile galvanique.

Mais quand même il serait bien certain (ce qui n'est rien moins qu'avéré) que certaines déjections contiennent de l'acide phosphorique libre, et le sang de la soude à nu; quand même il serait réel que celui-ci fournit en outre tous les matériaux des sécrétions, ne serait-il pas plus raisonnable de supposer dans cette séparation qui vous étonne, une opération chimique analogue à celle de la pile, que de l'attribuer à des causes idéales ou mystérieuses pour le soutien desquelles on se trouve ensuite entraîné à proscrire tout ce qui peut fournir de nouvelles lumières et vous faire faire de nouveaux pas dans la science?

C'est à regret que nous avons trouvé des argumens semblables et d'autres encore du même genre, dans une thèse soutenue depuis peu sur les lois physiques et chimiques appliquées aux phénomènes de la vie (1). Rendons hommage aux sentimens qui les ont dictés, reconnaissons la pureté des motifs des auteurs de ces écrits, mais gardons-nous d'adopter des conséquences qui se pourraient si facilement rétorquer contre eux et dont on pourrait faire l'usage le plus dangereux pour la doctrine même qu'ils professent. Elle

(1) *Journal de botanique médicale*, 5ᵉ année.

est inattaquable par sa propre essence ; elle se soutient par elle-même et n'a nul besoin de nos défenses maladroites.

Bien loin donc que nous ayons à redouter les secours dont les sciences physiques pourront enrichir l'art de guérir, nous nous persuadons au contraire que c'est par elles, et d'elles seules, qu'il sera désormais raisonnable d'attendre des progrès ultérieurs. Pénétrés de cette conviction, nous n'avons pas craint de traiter des questions qui paraîtront quelquefois, peut-être, ressortir du domaine de la médecine; nous nous sommes sévèrement abstenus néanmoins de les considérer sous d'autres rapports que ceux des causes générales physiques auxquelles, d'après notre opinion, il nous semble qu'on doit attribuer la plus grande partie d'entre elles.

Si l'on observe, en effet, lorsque des maladies se manifestent d'une manière épidémique, quelques-unes des causes de mauvais air que nous avons déjà signalées (Chapitres II et III); si ces maladies ont des rapports immédiats entre elles, c'est-à-dire qu'elles alternent de manière à ce que l'une généralement reconnue pour être causée par le mauvais air, ou précède ou succède à une autre; si les vomitifs en sont le premier remède indiqué; si le kinkina en est le spécifique le plus sûr; si la réclusion, un régime confortatif, le changement d'habitation ou le transport dans des lieux élevés en sont un préservatif connu et sûr, il est clair qu'il y aura lieu de présumer que de tels résultats dépendent d'une même cause, quelle que soit la différence qui existe d'ailleurs entre une foule d'autres apparences secondaires.

Est-il rien de plus dissemblable, par exemple,
qu'une fièvre d'accès qui affecte généralement toute
l'habitude du corps, et cette affection locale connue sous le nom d'*ophtalmie*, ou bien cette autre affection des viscères qu'on nomme *dyssenterie?* Assurément leur physionomie se montre de la manière
du monde la plus différente : cependant elles se contractent dans les mêmes circonstances, en s'exposant
à l'air du soir, à la rosée, aux fraîcheurs de la nuit
et du matin ; elles se montrent simultanément sur
divers individus, elles alternent même sur un même
sujet, de manière que l'une chasse l'autre et peut en
être chassée à son tour ; un vomitif est leur premier remède à toutes, et comme on parvient également à s'en garantir par la réclusion , il n'y a pas
jusqu'à la propriété contagieuse qui ne leur ait aussi
été attribuée ; il faut donc forcément leur reconnaître une même origine.

De l'aveu de tous les médecins, les mêmes causes
donnent lieu au développement de beaucoup d'autres
maladies connues autrefois sous le nom de *fièvres
bilieuses, putrides, malignes, pestilentielles;* or,
lorsqu'à la suite de ces maladies ou pendant leur durée, d'autres se montreront aussi sous l'apparence différente de fièvre inflammatoire, de catarrhes, n'y aura-
t-il pas de même les plus fortes présomptions pour
leur supposer une même origine? Les plus habiles
médecins nous semblent avoir raisonné ainsi.

Dans l'histoire, fort estimée, d'une épidémie observée à Gottingue par MM. Wagler et Roederer,
ces médecins observent « que l'épidémie tirait son origine de la fièvre intermittente qui la précéda, et ce-

pendant, disent-ils, l'aspect de la maladie s'écarta
tellement du caractère intermittent, que, d'après son
habitude, on l'eût jugé entièrement différent, si l'observation suivie de sa marche et des changemens sur-
venus, ne nous eût enseigné quelle était son origine ;
plusieurs choses nous démontrent que la dyssenterie
était une dégénération de la fièvre intermittente, et,
comme elle a été remplacée par la fièvre muqueuse,
on peut dire que celle-ci dut aussi son origine à la
fièvre intermittente (1). »

M. le Dr Carmichaël Smith ne craint pas d'affirmer
« que la plus légère fièvre intermittente du printems
» ne diffère que du plus au moins des fièvres pesti-
» lentielles les plus graves, et que, quelques multi-
» pliées que fussent les nuances, toutes ces affections
» provenaient d'une seule et même cause (2). »

Un de ses compatriotes, M. Mac-Gregor, dans
l'esquisse médicale qu'il a donnée de l'expédition de
l'armée anglaise de l'Inde en Égypte, observe « que
» quoique les fièvres intermittentes et rémittentes de
» ce pays se présentassent souvent avec quelques diffé-
» rences dans leurs symptômes, c'était *toujours au*
» *fond la même maladie, provenant des mêmes causes*
» *et exigeant le même traitement.* Elles ne diffèrent
» pas essentiellement ni de la fièvre rémittente du

---

(1) A la vérité les auteurs n'assignent pas à cette fièvre primitive les causes que nous lui donnons ; mais ils en disent assez pour qu'on ne les puisse révoquer en doute, et qu'on ne voie
que cette dégénération prétendue dont ils parlent ne dépend
que d'une augmentation d'intensité de ces causes.

(2) Qui est, suivant lui, la putréfaction. *Voyez* l'ouvrage
déjà cité : *On the Jaïl distemper,* etc.

» Bengale, dont le Dʳ Lind, de Windsor, a donné
» une excellente description, ni de celle qui a fait
» tant de ravages dans les armées anglaises pendant
» la guerre contre les Marattes, qui égala en morta-
» lité la fièvre jaune des Antilles, ni de cette terrible
» fièvre de Batavia, qui n'y est pas moins meur-
» trière que la peste ; c'est enfin cette même fièvre,
» ajoute-t-il, presqu'endémique à Bencoolen, qui
» paraît s'étendre également jusqu'en Chine (1). »

Suivant M. Desgenettes, et tous les médecins de
l'armée française qui ont fait les campagnes d'Égypte
et de Syrie, les maladies de ce pays-là sont les fièvres
intermittentes, les ataxiques, la dyssenterie, l'ophtalmie, les rémittentes, bilieuses, putrides, la peste,
toutes endémiques produites par l'air des marais,
et plus particulières à la Basse - Égypte qu'à la
Haute, où les mêmes causes ne subsistent pas toujours.

Les enfans sont obstrués et emphysémateux, les
jeunes gens ont les jambes variqueuses et ulcérées, les
hommes faits sont attaqués d'hydrocèles, de sarco-
cèles, de la lèpre, de l'éléphantiasis ; les femmes y sont
vieilles à trente ans, et on y voit un nombre presque
infini de borgnes, d'aveugles, d'estropiés ; tous effets
du mauvais air et des miasmes qui, attaquant le principe de vie dans sa source, affaiblissent ainsi et vi-
cient toutes les fonctions.

M. le Dʳ Odier, dans les savantes notes ajoutées
aux extraits qu'il nous a donnés des Dʳˢ Mitchill et

(1) C'est-à-dire des maladies de mauvais air. *Voyez* encore
Linde, *Maladies des Européens dans les pays chauds;* Trin-
gle, *Maladies des armées ;* Cullen, etc. etc.

Salstonstall, sur la nature des miasmes et du mauvais
air, regarde comme incontestable « que les fièvres
» intermittentes sont le produit des *exhalaisons*
» *marécageuses, et sont quelquefois contagieuses;*
» qu'elles alternent avec la dyssenterie, qu'elles pa-
» raissent souvent sous la forme de fièvres rémitten-
» tes, et que, dans leurs effets, elles ont aussi quelque-
» fois la même malignité que les fièvres continues
» pestilentielles (1). »

M. le Dr Pinel semble partager les mêmes sentimens lorsqu'il observe, en parlant des fièvres gastriques bilieuses, que dans la fièvre tierce ce sont les mêmes *prédispositions, les mêmes causes excitantes* (2),
souvent les mêmes symptômes. « L'unique différence
» bien tranchée qui la sépare, ajoute-t-il, de la fiè-
» vre gastrique continue (fièvre bilieuse), est le re-
» tour alternatif des accès et des intervalles d'inter-
» mission. »

Le premier et le plus simple effet des miasmes se
manifeste d'abord par un malaise que ce célèbre médecin désigne sous le nom d'*embarras gastrique;* vient
ensuite ce qui, d'après sa nomenclature, porte le
nom de *fièvre gastrique,* et dont l'intensité est sujette
à un grand nombre de variations.

« Les symptômes qui en signalent les diverses pé-
» riodes peuvent tous, dit-il, se présenter depuis le
» *degré le plus faible jusqu'au degré le plus vio-*
» *lent.* C'est principalement dans les climats très-
» chauds qu'elle se porte au plus haut point d'exas-

(1) *Bibliothèque Britannique,* t. III, p. 282.
(2) *Nosographie philosophique, Fièvres,* ordre 2°.

» pération ; c'est encore elle qui marque le début et
» la première période de la fièvre jaune d'Amé-
» rique. »

Or, les causes excitantes citées par M. le Dr Pinel,
se réduisant toutes à l'impression d'un air froid et
marécageux ou insalubre, à la saison de l'automne
(tems auquel les miasmes sont les plus abondans, leur
précipitation plus marquée par un passage subit de la
chaleur du jour au froid de la nuit), et enfin à tout
ce qui contribue à épuiser nos forces et affaiblir notre constitution, il faut naturellement en conclure
que les fièvres bilieuses continues, les fièvres intermittentes et toutes les divisions et subdivisions qu'il
en donne, sont aussi des fièvres dont la principale
cause est le mauvais air. Nous disons leurs divisions
et subdivisions ; car, sans compter les fièvres bilieuses continues, rémittentes et intermittentes, et la combinaison des symptômes de la fièvre inflammatoire avec
ceux de la fièvre gastrique, complication à laquelle
M. Pinel trouve une analogie frappante avec le bau-
sus, ou fièvre ardente d'Hippocrate, on peut remarquer qu'il assigne encore aux 3e, 4e, 5e et 6e ordre
de ses fièvres, à peu de différence près, les mêmes
causes excitantes ; mais à toutes, surtout, les mêmes
bases de traitement, les vomitifs d'abord, et le kina
toutes les fois que l'état particulier des malades en
permet l'emploi.

Quant à la fièvre inflammatoire, simple M. Pinel
observe qu'il est très-rare qu'elle devienne épidémique, et qu'on n'en trouve aucun exemple bien ca-
ractérisé dans les auteurs, à l'exception de celle qui
a été constatée et bien décrite par M. Navières, dans

un village près de Mantes, où elle s'était manifestée dans l'automne de 1801. Mais il existe une foule d'exemples d'autres fièvres inflammatoires citées par les auteurs comme épidémiques, qui s'écartent, suivant lui, de la nature propre de cette fièvre simple, ou n'en sont que des complications avec d'autres affections.

On voit, en effet, la plupart des maladies de mauvais air, même celles qui s'éloignent le plus en apparence des inflammatoires, présenter presque toujours, mais surtout dès leur début, tous les symptômes des phlegmasies ou affections inflammatoires, mais surtout suivant les saisons et la température. C'est ainsi que M. le Dr Raisin, dans l'histoire déjà citée (1) de l'épidémie de Bernières-sur-mer, observe que la maladie, qui avait commencé dès les premiers jours de juin avec une marche bénigne, se compliqua à la fin d'août, d'adynamie et d'ataxie, reprit son premier caractère vers le milieu d'octobre, en novembre un caractère de continue rémittente, et qu'en décembre, après une station des vents du nord de peu de durée, quelques symptômes pleurétiques vinrent se compliquer avec ceux de la maladie principale, et qu'une jeune femme nourrice fut attaquée d'une pleurésie essentielle sans aucuns des symptômes propres à l'épidémie.

Quand la peste commença à se manifester dans les hôpitaux, très-encombrés, de l'armée indienne, dit M. Mac-Grégor (2), elle eut tous les caractères du

(1) *Journal général de Sédillot*, t. XLIV, p. 345.
(2) *Esquisse médicale de l'armée anglaise; Bibliothèque Britannique*, t. XXVIII, p. 360.

typhus. Quand l'armée campa sur le terrain marécageux d'El-Hamed, elle eut ceux des fièvres intermittentes et rémittentes; dans les mois de décembre
et de janvier une *apparence inflammatoire*, telle que
tous les malades admis dans le lazareth de Rahama-
nié, *présentèrent les symptômes d'une inflammation
de poitrine.*

On voit encore dans l'*Histoire de l'armée d'Orient*,
par M. Desgenettes, que la dyssenterie était dans
l'été presque toujours accompagnée d'une fièvre bilieuse, qu'elle reprenait, dans une saison plus avancée,
le caractère catarrhal inhérent à sa nature, et que
l'hiver lui imprimait quelques nuances inflammatoires.

Une fièvre catarrhale épidémique très-grave régnait, en hiver, dans le village de Comps au rapport
de M. le Dr Pleindoux (1). Ce village, situé dans les
environs de Beaucaire, sur un terrain peu élevé, au
confluent du Gardon et du Rhône, est exposé aux
fièvres intermittentes et rémittentes, bilieuses, putrides, nerveuses; ces considérations le déterminèrent
à employer le kinkina contre la fièvre catarrhale, et
il lui réussit parfaitement.

Deux années après, le même journal (2) rend compte
d'une maladie observée par M. le Dr Poil-Roux dans
plusieurs communes du département du Var, aux environs de Castellane; c'étaient des phlegmasies, des
péripneumonies gangreneuses qui régnèrent depuis
janvier jusqu'en mai, auxquelles succédèrent les in-

(1) *Bibliothèque médicale*, t. XII, p. 249.
(2) *Bibliothèque médicale*, t. XVI, p. 371.

termittentes (1). Nul doute d'après cette indication
que le kina n'en eût été le remède le plus efficace.

1°. Il eut produit très-vraisemblablement le même
effet dans cette épidémie observée par M. le Dr Guil-
haud dans la commune de S.-Michel-des-Déserts,
située, il est vrai, à plus de 600 mètres au-dessus du
sol de Chambéri, mais dans un vallon étroit entouré
de hautes montagnes, marécageux et rempli de terres argileuses et humides; c'étaient, suivant l'auteur,
sur la fin de l'automne, des pleurésies sèches ou humides, des péripneumonies catarrhales ou pituiteu-
ses, des catarrhes gastriques, péripneumonies gastriques, etc. etc....

2°. Les catarrhes, qu'on appelle vulgairement *rhumes de cerveau et de poitrine*, ne sont presque jamais sporadiques mais épidémiques; ils attaquent toute
une ville ou tout un quartier d'une ville; on ne voit
jamais un enrhumé sans en remarquer bientôt beaucoup d'autres et sans devoir s'attendre à le devenir
soi-même. M. Cabanis avait très-bien remarqué cette
propriété épidémique des rhumes; il leur supposait
la propriété contagieuse par les mêmes motifs qui
l'ont fait attribuer au mauvais air et les traitait avec
succès par le kina.

(1) On trouve au tome XXIV de ce même journal *(Bibliothèque médicale)*, l'histoire d'une épidémie dans le département du Var, observée à la même époque à Bargemont, et
très-vraisemblablement du même genre, qualifiée de *fièvre
rémittente muqueuse épidémique*. On y voit que les fièvres
catarrhales furent très-fréquentes dans l'automne précédente,
1807; que janvier fut l'époque des variations atmosphériques,
février remarquablement chaud, et, tout-à-coup, mars très-
froid et humide; à cette époque parut la maladie, qui se ter-
minait ordinairement du 4° au 7° jour, d'une manière fatale.

Il n'est pas douteux qu'ils sont infiniment plus fréquens et plus sérieux dans les pays marécageux dans certaines années ; cependant ils se répandent d'une manière générale et semblent affecter indifféremment tous les pays. On se rappelle ces fameuses épidémies, connues sous le nom d'*influenza* ou de *grippes,* qui, à différentes époques, ont pour ainsi dire fait le tour ou du moins traversé une partie des contrées du globe. C'est ordinairement de l'est à l'ouest qu'elles marchent ; celle de 1792, qui a été l'une des plus universelles dont l'histoire fasse mention, semblait venir des confins de la Tartarie et de la Chine, et ne s'arrêta, pour ainsi dire, ne se perdit qu'aux Antilles.

Les épidémies catarrhales les mieux décrites qui ont été observées à diverses époques dans plusieurs contrées, prouvent que toutes ces phlegmasies des membranes muqueuses ont presque toujours leur cause d'irritation dans les variations brusques de la température de l'atmosphère, et nous n'en doutons pas, des miasmes à la précipitation desquels ces variations donnent lieu.

Elles présentent quelques variétés, suivant le siége qu'elles occupent ; à la membrane pituitaire elles forment le corriza ; à la gorge l'esquinancie ; à la membrane muqueuse des bronches, le catarrhe pulmonaire ; aux yeux, assez souvent des ophtalmies ; mais, dans toutes ces variétés, on observait constamment des symptômes communs aux autres maladies de mauvais air, la langue blanche, la bouche pâteuse et amère, le dégoût, la réunion enfin de tous les signes de l'embarras gastrique ; leur durée et leur intensité sont proportionnelles à la durée et à l'intensité de l'affection : nous voyons encore que les émétiques en sont le premier remède indiqué.

Selon le Dr Hufeland (1), le croup est une maladie endémique ou climatique, plus fréquente sur les plages maritimes du nord, surtout en Angleterre, où elle a d'abord été observée, que dans les régions élevées ou éloignées de la mer... C'est principalement durant les épidémies catarrhales que le croup se déclare.

Dans une histoire des épidémies de croup, M. le Dr Authenricth de Tubingen (2) observe qu'elle devint épidémique après une inondation considérable qui, le 10 février 1807, avait gagné toute la ville basse de Tubingen.

Cette maladie parut dans le même tems à Stutgard, où elle devint fréquente et terrible, et se répandit ensuite dans toutes les contrées basses où s'étaient portées les eaux du Wurtemberg; elle commença à diminuer vers la fin d'avril pour cesser seulement à la fin de mai, dont les chaleurs égalèrent celles de l'été. Des retours subits de froid humide la ressuscitèrent plus d'une fois; elle se reproduisit encore çà et là avec le même caractère de violence par le froid des premiers jours de juin.

Sans être contagieux, la toux et le catarrhe n'attaquèrent guère un enfant qu'ils n'attaquassent aussi les autres de la même famille... L'âge adulte lui opposa une barrière bien marquée; au lieu du croup,

(1) *Bibliothèque médicale*, t. XXXI, p. 110.
(2) *Bibliothèque médicale*, t. XXXIV, p. 260.

il se déclarait chez ceux-ci une inflammation de poitrine de même nature que lui.

Assurément nous ne chercherons pas à donner une
extension trop grande à ces considérations sur le
principe et l'origine des épidémies ; nous n'avons pas
la prétention de les ranger toutes dans la même ca-
thégorie, mais il est probable que le plus grand nombre y doit rentrer, à mesure que de nouvelles observations prendront plus de consistance, et que
l'emploi surtout des instrumens que nous avons proposés devenant plus général et plus commun, on ac-
querra de nouvelles lumières sur la nature des miasmes. Il est impossible de se refuser à comprendre que,
dans presque tous les cas, le principe en est incontestablement dans l'air.

On ne pourrait pas sans injustice nous accuser
d'abonder trop dans notre sens ; nous n'avançons
rien, pas même des conjectures, que nous ne pro-
posions les doutes qu'elles peuvent faire naître et
les moyens certains avec lesquels on pourra les vérifier.

Nous venons de voir que les fièvres intermittentes
simples, l'embarras gastrique, et, successivement, les
fièvres ataxiques, les rémittentes bilieuses, les continues, les putrides malignes et pestilentielles, étaient
généralement reconnues pour être causées par les
miasmes ; dans les pays de mauvais air nous les avons
vu se compliquer de catarrhe, la plupart présenter
dans les commencemens un caractère inflammatoire,
d'autres le conserver jusqu'à la fin d'inductions en
inductions ; nous avons reconnu que d'autres catarrhes, quelques-uns moins sérieux, les rhumes ; d'au-

tres très-effrayans, dépendaient, très-vraisemblablement, des mêmes causes.

Mais ces miasmes qni donnent lieu à tant de maladies sont-ils toujours composés des mêmes élémens,
est-ce toujours la même combinaison dans les mêmes
proportions, leur action diffère-t-elle plutôt par la
quantité que par la qualité ou par l'organe qu'ils affectent plus particuliérement? Ce sont des questions
sur lesquelles des expériences directes et bien dirigées
pourraient seules nous instruire; il paraît extrêmement probable que les miasmes des prisons et des hôpitaux doivent être plus animalisés que ceux qui se
forment dans les marais, dans ceux surtout qui, situés
sous des zônes tempérées, ne renferment qu'un petit
nombre de matières animales. Cependant cela ne serait
pas impossible, car les mêmes élémens se retrouvent
dans l'un et dans l'autre cas, et pourraient à la rigueur s'y combiner dans les mêmes proportions; ce
qu'il y a de certain, c'est que des auteurs dignes de
foi affirment, d'une part, que le mauvais air des hôpitaux et des prisons produit des fièvres d'accès et
des dyssenteries, et, de l'autre, que celui des marais
donne lieu à des fièvres du genre des typhus; serait-
ce que les marais ne produisent ces derniers miasmes
que dans les pays les plus chauds, et lorsqu'ils renferment un plus grand nombre de substances animales en décomposition? mais, dans ces cas-là, même
alors qu'ils occasionent aux uns des fièvres pestilentielles, ils ne communiquent aux autres que des
fièvres d'accès, à ceux-ci des ophtalmies, à ceux-là
des dyssenteries. Ce dernier exemple ne semblerait-il
pas prouver qu'ils ne diffèrent que par la quantité et

l'état du patient? Cependant nous voyons, d'autre part, chaque jour, que ce que les médecins nomment *constitution épidémique de l'atmosphère*, détermine plus souvent d'une manière générale la forme de la maladie, souvent l'apparition d'un symptôme insolite et même l'affection d'un organe spécial. M. Hufeland, de qui j'emprunte ces réflexions, observe en effet que dans un tems on ne verra que des tumeurs, des parotides; en certains autres, que tumeurs des testicules, et que l'affection se fixe tantôt sur le col, tantôt sur les doigts, tantôt sur le foie ou bien les intestins.

Quant aux diverses parties du corps qui sont affectées, nous ne pensons pas que ce soit l'application immédiate du miasme qui puisse ainsi causer des maladies différentes; car de quelque manière qu'on administre une substance médicamenteuse, et par quelque partie du corps qu'on l'introduise, elle produit ordinairement les mêmes phénomènes et porte son action sur les mêmes organes.

Le tartrite antimonié de potasse, par exemple, le tabac, administré en potion ou pris en remède, ou infusé dans les veines, excitent également des nausées ou des vomissemens, et agissent par conséquent de la même manière, quoiqu'appliqués sur des parties différentes; il en est de même des purgatifs, et, pour suivre l'analogie, nous voyons que les différentes doses causent aussi des effets tous différens, tantôt de simples évacuations, d'autres fois des inflammations et la gangrène; il serait donc possible, et nous verrons même qu'il est extrêmement vraisemblable, que les miasmes, bien loin d'être portés sur différens organes, sont ordinairement accumulés sur le même.

Quoi qu'il en soit, il paraît très-probable que le froid ou le chaud apportent de grandes modifications à la qualité essentielle des miasmes, et nous sentons qu'une foule de causes peuvent y contribuer. La pesanteur spécifique de l'air (la disposition particulière de nos organes par un tems froid ou chaud) serait peut-être une des plus puissantes; nous en voyons des effets singulièrement marqués sur les odeurs qui s'élèvent de certaines fosses; elles sont différentes; et suivant la température ou les degrés du baromètre, elles donnent lieu à des émanations qui décèlent ou l'ammoniaque, ou le gaz hydrogène sulfuré et phosphoré d'une manière très-sensible, et si marquée, que leur manifestation nous a souvent servi à prédire la pluie ou le beau tems.

Il ne serait donc pas impossible qu'une influence analogue ne se montrât pour modifier les émanations au moment où elles se forment, ou lorsqu'elles sont déjà toutes formées et répandues dans l'atmosphère.

CHAPITRE V.

DES EFFETS DE LA FIÈVRE DES PRISONS, PLUS CONNUE ACTUELLEMENT SOUS LA DÉNOMINATION DE *TYPHUS CONTAGIEUX*.

PARMI les principales circonstances qui donnent lieu à la formation des miasmes et du mauvais air, nous avons cité celle où un grand nombre d'hommes ou d'animaux se trouvaient renfermés dans des logemens étroits d'où l'air ne se peut renouveler qu'avec beaucoup de lenteur et de difficulté; insensiblement cet air se charge d'une grande quantité de vapeurs et d'émanations animales.

Soumises à un degré de température d'autant plus élevé qu'il y a un plus grand nombre d'individus réunis sous le même toit, refoulées sous les voûtes des cachots, retombant par leur propre poids, dès que la même température cesse de les soutenir, ces émanations, réunies à l'eau des vapeurs aqueuses, se trouvent ainsi dans les circonstances les plus propres à favoriser les mouvemens particuliers de décomposition et de recomposition que nous croyons devoir donner naissance à ces miasmes pernicieux qui causent enfin le typhus des prisons.

Dans les hôpitaux encombrés et mal tenus, cet effet doit encore être accéléré par des émanations qui, pour la plupart, ont déjà éprouvé elles-mêmes ces premiers mouvemens.

Nous avons admis que ces miasmes étaient les pro-

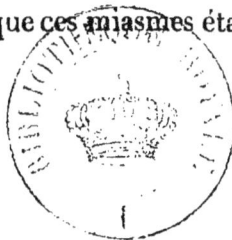

7

duits de substances qui se décomposent et non pas
les substances putréfiées elles-mêmes, et cela par de
bonnes raisons, puisqu'en les analysant, nous ne leur
avons reconnu aucune des propriétés qui décèlent
ordinairement l'état putride, et parce qu'aussi, dès
l'instant que les substances organisées arrivent à ce
point de leur décomposition, elles donnent lieu à de
nouveaux composés, dont les effluves odorans font
toujours partie : or, comme nous avons montré que
ceux-ci peuvent être séparés des miasmes délétères
et en sont très-distincts, il est évident que la substance entière ni ses composans, ainsi divisés, ne peuvent plus être une seule et même chose.

Ces considérations recevront une nouvelle force
si l'on réfléchit aux phénomènes qui accompagnent
dans ces cas-ci la formation des miasmes des prisons.

Le lieu et les circonstances diffèrent à la vérité de
ceux dont nous nous sommes entretenus jusqu'à présent, mais des analogies frappantes se retrouvent dans
leur marche et dans leurs effets.

De même qu'on prend l'habitude de respirer les
miasmes qui naissent des eaux croupissantes, de même
on prend aussi l'habitude de respirer l'air des prisons et des hôpitaux infectés.

De même que les maladies ordinaires de mauvais
air n'ont pas en elles le principe de leur reproduction
et n'ont pas été regardées comme contagieuses tant
que l'air n'a pas été tellement infecté qu'il attaquait
indistinctement tous ceux qui le respiraient.

De même encore, on observe chaque jour dans les
hôpitaux, des malades attaqués du typhus qui ne
communiquent pas leur maladie aux personnes qui

les visitent, qui les soignent ni même à celles qui sont couchées tout près ou sous les mêmes couvertures, tant que l'atmosphère des salles et tout ce qui s'y trouve n'est pas totalement infecté.

L'étranger qui se trouverait tout-à-coup dans une salle d'hôpital infectée y serait comme dans le voisinage des marais : en plein jour il y courrait moins de risques ; elle y est échauffée par des feux comme l'atmosphère par le soleil ; les miasmes sont élevés et disséminés jusque dans le haut des appartemens, de même qu'ils le sont en plein air aux mêmes époques. La nuit il y courrait plus de dangers ; la chaleur y diminue et les miasmes tombent ici avec la vapeur, comme ailleurs avec la rosée. S'ils'y couchait sur les parquets (1), il en serait plus vivement affecté, comme nous avons vu qu'on l'était bien davantage en se couchant à terre dans les pays de mauvais air. Enfin, plus l'atmosphère sera humide, dans l'un et l'autre cas, plus aussi elle aura d'aptitude à élever, à condenser, à transmettre ces miasmes d'un lieu à un autre et d'individu à individu.

Les exemples ne nous manqueront pas pour montrer jusqu'à l'évidence l'exactitude de toutes ces assertions. Nous les puiserons dans les auteurs les plus estimés qui ont traité de cette maladie, et nous verrons même qu'ils la confondent en bien des occasions avec celle de mauvais air, tant il existe entre elles de rapports, de rapprochemens et de similitude.

Dans les deux cas ce sont des substances qui se décomposent ou se recomposent, nouveaux produits qui

(1) Hyldenbrandt.

se forment et qui se répandent dans l'atmosphère, à la
faveur de l'eau qui s'évapore et leur prête une partie
de sa légèreté. L'atmosphère humide de la prison est
ici le marais qui les produit, et s'il y a des différences
dans leurs effets, elles se distinguent à quelques nuances
dans les maladies; elles dépendront peut-être de la différence probable qui doit exister dans la nature des
miasmes ou dans leur quantité; elles se retrouveront
aussi dans quelque mode de propagation particulier
aux lieux et aux circonstances.

Il paraît incontestable, par exemple, que des individus peuvent transporter le typhus et le communiquer hors des lieux où il naît et dans des lieux
exempts de toute autre cause d'insalubrité; jusqu'à
présent le même phénomène n'a pas été observé pour
les fièvres ordinaires de mauvais air, bien qu'il ne
semble pas impossible.

Mais un fait bien plus remarquable, annoncé par
de savans médecins, c'est que la maladie peut se communiquer d'un individu A à un troisième individu
C par l'entremise d'un second B, sans que celui-ci
en soit lui-même atteint (1).

Ces observations, qui sont exactes, et qui dans ces
derniers tems semblent malheureusement s'être beaucoup trop souvent répétées, paraîtraient ne devoir plus
laisser aucun doute sur la propriété contagieuse de cette
maladie. Pour la plupart des médecins cette propriété
est attestée, non-seulement par la mortalité considérable qui a lieu dans les hôpitaux et dans les villes

(1) Nous nous servons des propres expressions de M. le D^r
Odier. *Bibliothèque Britannique*, XVIe description; *of the
Jail distemper*, etc.

où le typhus a régné (1), mais encore par le développement propre à cette maladie et par les ravages
qu'elle exerce dans les lieux où elle est portée par des
soldats ou des prisonniers, et l'on en cite une foule
d'exemples (2).

Cependant, plusieurs sembleraient la nier encore.
Ils citent aussi à l'appui de leur opinion, une foule
de faits où cette maladie ne s'est pas communiquée
par le contact médiat ou immédiat, lesquels faits
sont certainement aussi incontestables que ceux produits en faveur de l'opinion contraire.

Ils soutiennent que tous les typhus d'hôpital, des
camps, des prisons ou des vaisseaux, sont occasionés
par la malpropreté et le mauvais air. Or, puisque
cette maladie peut être produite, qu'est-il nécessaire,
disent-ils, de supposer un virus contagieux pour en
expliquer la propagation?

On voit que cette question ne laisse pas que d'être
encore assez obscure. Vouloir la résoudre serait une
présomption dont nous ne nous rendrons pas cou-
pable; nous allons simplement chercher à l'éclaircir
et présenter quelques observations qui nous y semblent propres.

De quelque cause que puisse provenir une maladie, dès qu'on lui a reconnu la propriété contagieuse, n'entend-on pas que cette propriété résulte
*d'un virus particulier, engendré dans le corps du
malade, d'où il peut se communiquer à d'autres*

(1) *Du Typhus,* par Hyldenbrandt, discours préliminaire,
p. xxxiv.

(2) *Journal de Médecine,* par MM. Corvisart, Leroux et
Boyer; octobre 1810, t. XX.

corps, et produire des maladies parfaitement sem-
blables à la première, comme il arrive de la petite
vérole, par exemple, ou de la syphilis?

Il me paraît que c'est bien dans ce sens et non
dans aucun autre qu'on a dit que le typhus était
contagieux et qu'il se propageait d'un individu à un
autre individu.

Cela posé, si nous faisions cette question-ci : —
Un homme attaqué du typhus, parvenu à l'époque
où vous jugez la maladie susceptible de se gagner par
communication, la communiquera-t-il à ceux qui
l'approcheront, le toucheront ou respireront tout
près de lui, si préalablement le même malade a été
enlevé du lieu où règne la maladie, s'il a été dé-
pouillé nu, lavé avec soin, revêtu d'autres habillemens, et transporté dans un local particulier et très-
sain?

Nous ne croyons pas que personne de bonne foi
osât se prononcer pour l'affirmative. Il faut donc
qu'il reste encore des doutes sur les principales circonstances et les phénomènes qui accompagnent ou
précèdent cette maladie : l'épreuve n'a pas été
faite, elle ne l'a pas été du moins de manière à n'en
plus laisser subsister; l'on peut donc soupçonner
ici, comme en beaucoup d'autres cas, quelqu'illusion
déceptrice.

Peut-on se persuader, avec quelque vraisemblance,
que l'absorption d'un virus, déposé par le contact,
sur la peau, en admettant même la propriété éminemment contagieuse, puisse se faire aussi facilement qu'on le croit, lorsqu'il n'y a pas eu solution
de continuité ou dénudation des papilles nerveuses?

L'expérience prouve qu'en d'autres circonstances il faut employer des frictions très-fortes et d'autres procédés, qui ne sont pas même toujours accompagnés du succès, pour faire absorber certains médicamens à la surface du corps. On peut faire l'ouverture d'un cadavre mort du typhus, le toucher, avoir les doigts salis du pus qui sort des abcès, sans qu'il en résulte aucun inconvénient, pourvu que la peau de l'opérateur soit intacte, et qu'on ne se fasse aucune blessure à laquelle il puisse s'attacher. — Il est prouvé que dans le bain même, le corps n'absorbe pas une quantité d'eau appréciable. Bien plus, des applications de térébenthine, lorsqu'on prend les précautions nécessaires pour ne pas en respirer la vapeur, ne transmettent pas à certaines déjections l'odeur de violette que cette substance ne manque jamais de leur communiquer lorsqu'on en prend intérieurement, ou qu'on en applique sur quelque blessure, ou qu'on en respire les émanations.

Le simple contact ne présente donc aucune probabilité en faveur d'une absorption simple du virus par la peau, et des observations nombreuses justifient l'opinion de ceux qui, voyant tous les jours que l'on peut communiquer impunément avec une foule de malades attaqués de maladies dites contagieuses, ne croient point à leur propagation par cette voie.

L'absorption, ou ce qu'on appelle absorption, au contraire, semble s'opérer d'une manière assurée et prompte, soit par les blessures, soit aussi par les membranes muqueuses. On sait combien les plaies sont difficiles à guérir dans les pays malsains, avec

quelle promptitude les blessés contractent quelquefois les maladies de mauvais air, et à combien d'accidens inattendus ils sont exposés.

On sait aussi combien est prompte l'absorption par
les membranes muqueuses. Tel qui peut rester aux
côtés d'un individu attaqué de certaines maladies
bien connues, le toucher, coucher même avec lui,
ne le ferait pas impunément d'une manière plus in-
time. L'absorption de la térébenthine, que nous
avons reconnu être nulle par la peau, est, pour
ainsi dire, instantanée par la respiration.

Le nez, par sa conformation et les membranes
dont il est tapissé, paraît extrêmement propre à re-
tenir, arrêter au passage les substances simplement
suspendues dans l'atmosphère, et empêcher qu'il ne
parvienne autre chose à nos poumons que l'air qui
est leur aliment indispensable. Or, comme par la
respiration il est sans cesse renouvelé, et qu'il en
passe sans cesse des quantités nouvelles par cet organe, il s'ensuit que les miasmes suspendus dans l'air
se devront arrêter particulièrement à la membrane
qui le tapisse et à l'arrière-bouche, bien plus sûrement encore que nous ne les avons vus être interceptés par une simple toile ou le feuillage d'une forêt (1).

Pour y exercer leur effet délétère, il ne sera pas
même nécessaire qu'ils pénètrent ou s'insinuent
plus avant. Nous avons déjà observé que les mêmes
substances produisent le même effet par leur application sur des parties du corps très - différentes (2).

(1) Chap. II, p. 35 et 36.
(2) Chap. IV.

Si l'absorption par la peau est peu facile, si elle n'a lieu qu'en un très-petit nombre de cas particuliers, elle est peu probable, impossible même dans les circonstances qui nous occupent. Si elle s'opère au contraire très-facilement par les membranes muqueuses, si les miasmes qui ne peuvent pas être appliqués en assez grande quantité par le simple contact instantané de deux corps peuvent être accumulés sur un seul point par le mécanisme de la respiration, si ce moyen est nécessairement le plus fréquent, le plus inévitable et le plus sûr, il est donc infiniment probable que c'est par l'action de ces miasmes sur la membrane pituitaire, que les maladies épidémiques seront produites, et par cela même la cause en sera dans l'air que nous respirons.

Ces considérations et les conséquences que nous en tirons ne sont point contraires aux faits, bien loin de-là, ils nous vont encore servir à les expliquer dans leurs secrets les plus mystérieux.

Supposons un cachot sale, mal tenu, peu aéré, encombré de prisonniers, dans la misère et la malpropreté, couverts de vêtemens dont ils n'ont peut-être pas changé depuis plusieurs mois, imbibés par la sueur et des émanations essentiellement animalisées, des vapeurs du même genre remplissent l'atmosphère qu'ils respirent; si quelque variation de température s'y fait sentir, par la chaleur, je suppose, elles seront volatilisées, rempliront l'air du cachot, entoureront tous les corps, si par le froid elles sont condensées avec la vapeur aqueuse, s'appliqueront à toutes les surfaces, couleront des parois, tomberont au fond des salles ou s'accumuleront

sur les vêtemens et les meubles ; incessamment volatilisées par la chaleur, condensées par le froid dans
cette espèce d'alambic monstrueux, les vêtemens déjà
contaminés, les meubles, les lits, la paille, toutes
les choses enfin qui s'y trouvent enfermées finiront
par en être profondément imbues.

Supposons actuellement qu'un individu ayant pris
peu à peu l'habitude de respirer dans cet air cor-
rompu, vienne à se mêler parmi des gens qui sont
loin d'avoir contracté cette même habitude, ceux-
ci respireront nécessairement les miasmes dont les habillemens et toute la personne du premier auront
été imprégnés ; car la chaleur de son corps les volati-
lise autour de lui pour lui en former comme une en-
veloppe atmosphérique. La même chose n'aurait pas
lieu si c'étaient simplement les habillemens refroidis
qu'on transportât au milieu d'autres personnes ; on
pourrait les toucher impunément, mais ils repren-
draient aussitôt toute leur malfaisance si quelqu'un
venait à s'en revêtir, ou qu'on les échauffât par tout
autre procédé qui en volatiliserait le venin.

Il en sera de même de la paille sur laquelle les
prisonniers auront couché. Ce n'est point parce qu'on
y touche qu'on s'expose, mais parce qu'on l'échauffe
et qu'on provoque l'exhalation des vapeurs malfaisantes ; mais ces objets cesseront d'être suspects après
avoir été exposés long-tems à l'air et à la pluie, ou
à des lavages répétés, ou à des fumigations acides.

Des prisonniers, au rapport de Pringle (1), renfermés depuis long-tems dans une prison, furent
amenés devant leurs juges, et communiquèrent la

(1) *Descases of the armi*, part. III, ch. 7, p. 287 et suiv.

maladie des prisons non-seulement à ceux-ci, mais encore à un grand nombre des assistans. Il est bien évident que cette communication de la maladie ne put se faire dans ce cas par d'autres voies que celles de l'air. Les juges et les assistans ne touchèrent pas ces prisonniers.

Des soldats ont essuyé toutes les fatigues d'une campagne; depuis plusieurs mois les mêmes vêtemens les couvrent, ils sortent de casernes ou d'hôpitaux encombrés et dont l'atmosphère est infectée des miasmes du typhus, ils arrivent dans une ville, ils entrent dans les salles d'une maison commune, d'une préfecture; bientôt après, on apprend que des magistrats ont pris la maladie. On les loge dans des maisons particulières, ils entrent dans les lieux publics, dans les auberges, les cabarets, aussitôt la maladie se déclare dans plusieurs quartiers différens; ils y abandonnent ou y vendent à vil prix des effets imbibés des miasmes du typhus; on ne met nul soin à les purifier, on ne porte aucune attention sur les lits et les couvertures qu'ils peuvent avoir souillé des mêmes émanations; aussitôt on dit que la maladie se propage des individus à d'autres individus. C'est juste; mais il n'en est pas moins certain que ce ne sera pas dans le sens qu'on l'entend. Hors de ces lieux de passage, la maladie ne se communiquera pas; elle diminuera, au contraire, dans les lieux où ces mêmes individus auront encore à passer, à mesure que le grand air, la pluie, plus de propreté ou moins d'encombrement purifieront leurs vêtemens des miasmes dont ils sont souillés, ou en tariront la source.

Ainsi, en l'an 8, après le siége de Gênes, des soldats et des prisonniers partent de Nice par détachemens, et traversent une partie du midi de la France; les miasmes dont ils sont profondément imprégnés répandent la maladie des hôpitaux sur quelques points de la route; nulle part elle ne fait de progrès, partout elle avorte. Ils s'arrêtent à Grenoble, on les concentre dans un hôpital, on les y entasse, aussitôt elle devient plus meurtrière, plusieurs médecins en sont atteints, quelques soldats se répandent dans la ville, ils sont secourus par des particuliers; les officiers de santé, les gens de service qui les soignent s'accoutument à ces miasmes, par une fréquentation assidue; peu à peu ils s'en imprègnent; la maladie semble se propager dans la ville, l'inquiétude est grande. Le printems arrive, le retour des chaleurs inspire les plus vives alarmes; mais le nombre des soldats a diminué, la chaleur de l'atmosphère permet d'ouvrir et d'aérer les appartemens, bientôt la maladie devient plus bénigne, elle cesse enfin au moment où l'on croyait avoir le plus à la redouter, au moment où, si elle eût été vraiment contagieuse, elle eût dû tout envahir.

N'est-ce pas ainsi encore que les médecins de Paris ont arrêté, comme par enchantement, celle qui menaçait ses habitans de toutes les horreurs de la peste? N'est-ce pas par les soins qu'ils se sont donnés pour qu'on évitât l'encombrement des hôpitaux, qu'on purifiât les appartemens et qu'on observât la plus grande surveillance pour tout ce qui tenait à l'ordre et à la propreté des malades, qu'ils ont rendu de si importans services? Qu'on jette les yeux sur tout ce qui s'est passé, par comparaison à Mayence.

Nous allons nous permettre encore quelques citations des ouvrages les plus estimés qui ont paru sur le typhus; elles contiennent des faits, et tiendront lieu de ceux que nous n'avons pu observer nous-mêmes.

En 1809, MM. Nysten et Geoffroy, envoyés pour observer la maladie qui régnait sur la ligne de passage qu'avaient tenue des prisonniers espagnols, observent qu'*elle était très-dangereuse lorsqu'elle provenait de communication directe, et qu'elle perdait d'autant plus de sa force qu'elle s'éloignait du foyer principal.*

« Il y a peu d'hôpitaux, surtout dans les armées,
» dit M. Bourges, médecin des hôpitaux militaires,
» qui nous a donné une bonne analyse de l'ouvrage
» de Hyldenbrandt, il y a peu d'hôpitaux où il n'y
» ait fréquemment un, deux individus, quelquefois
» plus, attaqués d'une fièvre nosocomiale. Ces indi-
» vidus sont constamment visités et soignés, d'au-
» tres personnes sont couchées dans les lits voisins,
» et emploient les mêmes ustensiles; lorsqu'ils sont
» guéris ou morts, leurs lits servent à de nouveaux
» arrivans. J'ai vu même plus, j'ai vu coucher dans
» les mêmes draps et sous la même couverture, et
» cependant on ne voit pas toujours heureusement
» le typhus se développer dans toutes les circons-
» tances.... Ce n'est que dans la suite, dans le fort
» de l'épidémie, qu'il devient réellement contagieux
» et qu'il peut se développer sans la participation
» des premières causes occasionelles; mais à fur et
» à mesure qu'elles cessent, le typhus s'éteint. Je

» suis persuadé qu'en faisant voyager un individu
» qui a cette maladie dans un pays où les causes pri-
» mitives qui y ont donné lieu n'existent pas, il ne
» la communiquerait jamais.

» Il est constant que le transport des malades et
» les évacuations contribuent beaucoup à guérir
» comme à éteindre le typhus, etc. »

M. le docteur Carmichaël Smyth, dans un des
meilleurs ouvrages, sans contredit, qui aient été composés sur la fièvre des prisons, ouvrage où l'érudition est réunie au jugement le plus sain, et auquel
il n'aurait rien manqué s'il avait pu se former des
idées plus distinctes et plus claires sur la nature des
miasmes, M. le Dr C. Smyth, disons-nous, a observé
un grand nombre de faits qui confirment aussi ce que
nous venons de dire.

Il remarque, par exemple, que la fièvre des prisons se communique très-rarement en plein air, et
qu'elle est beaucoup plus contagieuse dans une chambre, *surtout s'il y a un courant d'air dans la direction du malade à la personne saine.*

« L'humidité de l'atmosphère contribue encore à
» rendre la contagion plus active; elle le devient
» surtout si les habillemens du malade *sont mouillés,*
» *et s'il s'est échauffé* au point de transpirer (1).

» Les personnes les plus susceptibles d'être atteintes
» sont les jeunes gens, surtout s'ils passent brusque-

(1) Cette observation nous en rappelle une autre de M. de
Volney, qui se rapporte à celle-ci et qui nous a paru très-
curieuse. Les gens qui travaillent aux champs dans l'île de
Cuba, et qui sont surpris par une pluie d'orage, quittent
leurs habits, dit-il, et se mettent nus : ils ne les reprennent
qu'après que la pluie a cessé.

» ment d'un air pur dans un air infecté (c'est-à-
» dire ceux qui n'ont pas pris l'habitude du mauvais
» air), ceux dont l'âme est dans un état d'abatte-
» ment, de crainte ou d'angoisse, ceux qui ont été
» affaiblis par une maladie précédente, par la fa-
» tigue ou par une abstinence trop sévère » (c'est-
à-dire tous ceux qui y sont prédisposés par un affaiblissement autre que celui que produisent les
miasmes).

Le docteur Hyldenbrandt, dont l'ouvrage fait autorité, donne la définition du typhus et les caractères qui le distinguent de la fièvre maligne, de la
fièvre nerveuse pure et de la fièvre asthénique, des
fièvres putrides, des fièvres ardentes, bilieuses, etc. etc.
« Son principal et universel caractère, dit-il, est
» que celles-ci ne sont point contagieuses, tandis que
» le typhus l'est essentiellement, et qu'il a un symp-
» tôme constant pendant toute la maladie, qui est
» le délire, avec stupeur, ou la typhomanie (1). »

Il définit la contagion, « une maladie qui déve-
» loppe dans le corps humain son miasme particu-
» lier, au moyen duquel elle se répand ensuite, qui
» est partout et parfaitement semblable à elle-même,
» et de la même nature dans son essence. »

L'auteur s'explique plus particulièrement et dit (2):
« Qu'on peut d'après les différens degrés d'intensité
» remarquables, et les modifications de cette ma-
» tière contagieuse, diviser convenablement le ty-
» phus en malin et en ordinaire.

(1) Page 14 de l'ouvrage déjà cité.
(2) *Id.* 18 *id.*

» Le typhus pestilentiel ou oriental, la peste, et
» peut-être aussi le typhus occidental, la fièvre jaune,
» appartiennent à la première division.

    » Le typhus ordinaire, qui est particulier à l'Eu-
» rope…. On doit comprendre sous cette seconde
» division le typhus d'hôpital, la fièvre des prisons,
» celle des camps, le typhus des vaisseaux et des
» villes assiégées…., et celui qui, en se répandant
» sur beaucoup d'hommes, devient ou endémique,
» comme *la fièvre de Hongrie*, ou épidémique,
» comme quelques *fièvres malignes, putrides, pété-*
» *chiales*. Lorsque ces fièvres se répandent *par con-*
» *tagion*, elles ne sont que le typhus ordinaire, et
» alors *elles sont aussi contagieuses.* »

    Nous sommes trop ignorans pour saisir des carac-
tères aussi incertains et des distinctions aussi subtiles,
d'autant plus que l'auteur lui-même semble confondre toutes ces maladies dans une même origine : car
il est bien certain que la fièvre endémique de Hongrie est une fièvre occasionée par le mauvais air des
marais; *les fièvres épidémiques,* qu'elles soient malignes, putrides ou pétéchiales, sont des fièvres oc-
casionées par les miasmes qui s'élèvent des marais,
dans les pays de mauvais air.

    « Une multitude innombrable de maladies, ajoute
» l'auteur (1), observées sous diverses modifications,
» et désignées d'après les symptômes prédominans,
» tantôt sous le nom de *fièvre putride*, tantôt sous
» celui de *fièvre maligne dyssentérique,* n'étaient
» aussi que le typhus. » Il en cite plusieurs; et afin

    (1) Page 24 de l'ouvrage de M. Hyldenbrandt.

qu'on ne puisse douter de sa manière de penser à cet égard, il y revient (1).

« L'air des marais, les vapeurs d'une eau croupis-
» sante, les inondations...., sont reconnus princi-
» palement comme des causes de cette maladie....
» Par le concours de ces causes, il se développe dans
» la Hollande, dans la Hongrie, dans le Man-
» touan, etc. etc. etc. des fièvres sous le type
» de fièvres intermittentes, qui sont, dans quelques
» circonstances, bientôt malignes, et manifestent
» même alors une propriété contagieuse analogue
» à celle du typhus. L'observation certaine démon-
» tre que les causes du typhus primitif dépendent
» des changemens qui s'opèrent dans l'air atmosphé-
» rique : car on peut, en tout tems, produire, par
» les circonstances ci-dessus indiquées, un virus ar-
» tificiel du typhus, de même qu'il est possible d'é-
» viter son développement en écartant ces mêmes
» circonstances. »

Nous avons insisté, avec un peu de complaisance, sur ces citations, parce qu'elles sont tirées d'un ouvrage cité comme classique, toutes les fois qu'il est question du typhus. Or, il est bon de remarquer que M. Hyldenbrandt ne met entre toutes ces fièvres dont il parle, depuis la plus légère intermittente, jusqu'à la peste, aucune différence autre que celle de leur intensité, et d'une propriété contagieuse qu'elles acquièrent, suivant lui, dans certains cas.

Ainsi que M. le docteur C. Smyth, il les fait toutes dériver des mêmes causes ; et, en effet, si les mias-

(1) *Du Typhus*, par Hyldenbrandt, p. 299 à 303.

8

mes des marais sont reconnus comme causes des
fièvres d'accès, des fièvres bilieuses rémittentes, inflammatoires, gastriques, malignes, nerveuses, etc.
et qu'ils causent aussi le typhus, il n'est pas contraire à l'analogie de croire que l'air renfermé des
hôpitaux, des prisons, qui donne naissance au typhus, la donnera aussi à plusieurs de ces fièvres, et
que, suivant telles modifications qui ne nous sont pas
connues, tel individu contractera telle ou telle de
ces maladies. Alors elles ne pourraient être considérées tout au plus que comme des variétés d'une même
espèce. Les miasmes des marais produiraient le typhus
tout comme ceux des hôpitaux produiraient des
fièvres tierces ou des dyssenteries. Aussi l'auteur rap-
porte-t-il plusieurs circonstances et des faits positifs
qui confirment d'autant mieux cette analogie, qu'il
les présente comme des faits embarrassans et dont il
ne saurait donner l'explication.

Ainsi (1), après avoir parlé de la *chaleur*, qui favorise, et du froid, qui détruit le virus contagieux,
il ajoute : « L'expérience apprend (et les *bases sur*
» *lesquelles elle se fonde ne sont pas faciles à ex-*
» *pliquer, d'après les principes que nous avons po-*
» *sés*) que la *sécheresse* de l'atmosphère est peu pro-
» pre à favoriser la propagation de la matière con-
» tagieuse, tandis que l'humidité, au contraire, lui
» est extrêmement favorable. Il n'est pas plus facile
» d'expliquer comment la contagion du typhus se
» répand plus fréquemment dans l'*obscurité qu'en*
» *plein jour*. » Et plus loin (2) : « Si les malades sont

(1) Page 131 de l'ouvrage de Hyldenbrandt, déjà cité.
(2) P. 265 *idem*.

» plongés dans une atmosphère *humide* et *froide*,
» ou *sujette à des vicissitudes subites*, ils contrac-
» tent facilement des dyssenteries. » Il avait dit (1) :
« La contagion ne se répand pas aussi facilement
» par un tems sec; » et un peu auparavant : « Il
» est nécessaire aussi que les malades soient *couchés*
» *dans des lits et non par terre*, où le renouvelle-
» ment de l'air se fait plus difficilement, et *où la*
» *contagion est mieux favorisée* », c'est-à-dire là
où les miasmes sont par couches plus épaisses. Il n'y
a qu'à se rappeler ce que nous avons dit sur la propriété des miasmes, pour sentir à l'instant la raison
de tous ces phénomènes, et en donner l'explication
la plus naturelle et la plus simple.

Tout le monde connaît encore l'ouvrage de M. de
Mertens, sur la peste de Moscou. Il semble aussi
qu'il s'est mépris sur les caractères de la fièvre des
prisons; il nous paraît, du moins, qu'il a confondu
cette maladie avec celles produites par le mauvais air
des marais et même avec la peste (2).

Qu'on se méprenne sur le caractère de ces maladies, c'est, suivant toutes les apparences, ce dont il
n'est peut-être pas très-aisé de se défendre; mais il
ne peut pas l'être autant, à beaucoup près, de se méprendre sur la cause première et l'origine des miasmes. Il ne nous appartient pas de juger des premiers,
nous l'avons déjà dit; nous sommes trop étrangers à
tout ce qui tient à la science médicale; mais de simples notions de physique et de chimie, le simple bon
sens, suffisent pour observer et s'occuper des mias-

(1) Page 258 de l'ouvrage de Hydenbrandt.
(2) *Voyez* ci-après, Chap. VII.

mes ; l'objet est d'une si haute importance, qu'il doit être permis à tout le monde de le faire.

Nous ne sommes au surplus nullement empressés ni désireux de faire prévaloir des opinions qui ne seraient pas fondées sur des faits. Nous allons fournir ici nous-mêmes des armes contre nous, en donnant une idée des moyens par lesquels nous pensons qu'il sera facile de constater la vérité ou la fausseté de nos assertions.

L'appareil que nous avons décrit et duquel nous nous sommes servis pour recueillir des miasmes de mauvais air dans les marais du Languedoc, ne pourrait être d'aucun usage quand il n'y a pas de rosée, ou quand il s'agit de recueillir des miasmes dans un hôpital et tout autre lieu fermé.

Voici comment on peut le suppléer....

Note des Éditeurs.

Il est à regretter que l'auteur ait laissé ce Chapitre inachevé.

CHAPITRE VI.

FIÈVRE JAUNE.

Les principes que nous venons d'établir doivent naturellement être communs à tous les phénomènes du même genre observés sous d'autres climats; ils n'auraient, sans cela, ni solidité, ni valeur. Pour être positifs et certains, ils doivent être généraux ; et l'une des preuves les plus sûres de leur justesse, sera sans contredit de pouvoir les appliquer sans embarras quelconque à l'explication des maladies, dont l'origine et les causes ont été jusqu'ici contestées.

Peu de maladies, par exemple, plus que la fièvre jaune ont donné sujet à des disputes et à des querelles interminables sur sa nature et son origine.

L'idée qui a toujours été la moins désagréable à la multitude, celle qui en apparence a semblé plus favorable à ses intérêts, est celle qui, repoussant toute origine d'une maladie qui ne serait pas étrangère au pays, admet la nécessité de son importation et partant sa propriété contagieuse. Cette idée de contagion est d'ailleurs extrêmement naturelle, puisqu'elle existe pour certaines maladies. L'analogie fait d'abord imaginer, que si dans plusieurs occasions, le vice dont un individu est affecté, se peut communiquer et provoquer dans tel autre, précisément les mêmes accidens qu'on a observés dans le premier, l'on pourra, sans blesser la raison, supposer la même

action en d'autres cas qui offriront quelque ressemblance, lors surtout que les causes ne s'en présenteront pas d'une manière évidente, et qu'on pourra
même tirer, des circonstances qui les accompagnent,
des argumens qui tendront à confirmer ces premiers
aperçus. C'est de même sans doute aussi par analogie
qu'on a considéré les miasmes contagieux comme
des germes qui développaient la maladie; comme
un ferment qui excitait dans nos humeurs le mouvement de putréfaction, dont on le supposait animé,
sans considérer qu'il nous est impossible d'arguer de
la matière morte à la matière vivante, et qu'il
faudrait commencer par tuer l'animal, pour opérer
en lui à la manière des corps inanimés.

Il faut convenir encore que rien n'est si commode,
plutôt fait, que de tout rejeter sur la contagion; à
peine le mot fatal est-il prononcé, qu'on a tout dit,
tout expliqué, tout prévu, répondu à tout.

Que peut-on contre les négligences, les impru-
dences, la stupide ignorance d'une populace qui
s'expose aveuglément, et propage sans cesse le fléau
dont elle est elle-même la victime; qu'opposer à une
multitude imprévoyante? les cordons de troupes
seront des garans de la salubrité publique bien plus
commodes; on n'a qu'à jeter sur eux toute espèce
de responsabilité, et si la maladie n'obéit pas aux
commandemens, si elle dépasse certaines limites, il
y aura mille prétextes de les trouver en défaut. Des
ours, des chiens auront méconnu les consignes, des
chats auront franchi les toits et les terrasses, des
corbeaux et même des mouches, s'aideront à transporter la contagion.

Rendons justice aux médecins du siècle éclairé dans lequel nous vivons; les questions difficiles sont débattues aujourd'hui avec une impartialité, un désintéressement, un amour de la vérité digne des plus grands éloges. Déjà même, ceux qui ont le plus suivi la marche des maladies contagieuses, conviennent qu'elles offrent quelque chose de mystérieux et d'inexplicable, qui a besoin d'être étudié et observé avec plus d'attention ; quant à la fièvre jaune, déjà plusieurs ne croient plus à la propriété qu'on lui avait attribuée de se communiquer par le contact ; ou s'ils l'admettent, c'est avec des modifications, ou dans des cas où des considérations de la plus grande importance leur ont commandé le doute.

Lorsqu'en 1792 et 1793, la fièvre jaune se fit sentir de nouveau à Philadelphie, on se demanda pourquoi elle ne visitait les villes maritimes des États-Unis qu'à certaines époques (1)? pourquoi elle n'avait pas paru à Charlestown depuis quarante-deux ans, et à Philadelphie depuis trente-un ans?

On avait dit qu'elle ne se montrait qu'à la suite de grandes sécheresses ; mais dans ces longs intervalles il y avait eu des époques de sécheresse plus ou moins remarquables.

On avait dit qu'elle était occasionée par les effluves des marais ; mais les marais avaient également existé pendant, comme avant et après ces mêmes époques.

Des familles entières ou des individus se renferment dans leurs habitations et suppriment toute

(1) *Traité de la fièvre jaune d'Amérique,* par le Dr VALENTIN.

communication au dehors; la maladie ne les attaque pas, que peut-il y avoir de changé pour eux qui les préserve dès ce moment et les garantisse de tout danger? ce n'est pas la nourriture, ce n'est pas la boisson; les choses leur viennent à tous des mêmes lieux et dans les mêmes qualités; ce n'est pas l'air, ils sont au milieu d'une ville où il est nécessairement commun à tous; celui qui entre dans leurs apparte-mens a pu être respiré par les malades et les mori-bonds; il n'y a donc rien de changé dans leurs cir-constances, sinon, qu'ils sont séparés du reste de la population et ne s'y mêlent pas comme auparavant.

On a supprimé les moyens de contact, et dès-lors la maladie ne les atteint plus, donc la maladie est contagieuse.

Si dans tous les tems elle s'est montrée d'adord dans les villes maritimes et a pénétré de là dans l'in-térieur des provinces; si elle se propage d'une manière très-irrégulière, se portant d'une ville à une autre, épargnant des villages entiers et des bourgs intermé-diaires; si quand elle attaque une seule personne dans une maison, toutes les autres en sont successivement affectées, ce sont bien là, s'il en fut jamais, des preu-ves évidentes qu'elle se propage par communication.

Si elle était dans l'air, elle ne ferait pas ainsi élec-tion des lieux et des personnes; non seulement tous les individus et les animaux, mais encore tous les lieux sans distinction en seraient spontanément in-fectés.

Que répondre à ces argumens? en est-il de plus péremptoires? Sans doute on n'y répondait pas, mais on présentait des faits contraires tout aussi positifs.

Les médecins, les chirurgiens, les infirmiers, les enterreurs de plusieurs villes (1) où cette maladie a exercé ses ravages, ne l'ont pas prise. Les ouvertures des cadavres ne l'ont jamais communiquée à aucun d'eux.

Les vêtemens, les fournitures de lits qui avaient servis à des personnes infectées ou mortes de la fièvre jaune, et qui ont passé à d'autres sans avoir même été aérés, lavés ou parfumés, ne la leur ont pas transmise (2).

Les habitans qui ont fui les villes pendant que l'épidémie y exerçait ses ravages, ne l'ont pas communiquée à ceux des campagnes parmi lesquels ils se sont réfugiés, lors même qu'ils y sont morts de cette maladie (3).

Il y a des ports des États-Unis où la quarantaine n'est pas observée et où la maladie n'a pas régné. Elle ne l'était pas non plus dans nos ports de France, relativement aux Indes occidentales (4).

Elle ne se manifeste dans les pays tempérés et la plupart des lieux de la zône torride que dans certaines saisons de l'année.

Elle ne paraît que dans les lieux bas et humides, près des étangs et des marais, jamais dans les lieux élevés et secs; elle est incessamment, constamment précédée et accompagnée par des fièvres intermittentes, bilieuses, malignes et putrides, qui sont re-

(1) Entre autres à New-Yorck, *Traité* du Dr VALENTIN.

(2) Rapport manuscrit des médecins envoyés par le gouvernement français en Espagne.

(3) *Idem.*

(4) *Idem.*

connues pour être des fièvres de mauvais air; elle ne
marche jamais sans elles. Bien plus, elles ont une
telle ressemblance, et dans leur origine, et dans leurs
symptômes, et dans leur marche, qu'on les prend
souvent les unes pour les autres; les plus habiles s'y
sont mépris; il leur arrive encore chaque jour de s'y
méprendre; plusieurs même prétendent qu'elles ne
diffèrent que par l'intensité.

Or, si l'on ne peut nier que les unes soient produites par le mauvais air, comment nier que les autres ne le soient aussi, et si elles ont cette origine,
à quoi bon leur en supposer une autre?

Il eut été aussi impossible de nier ces derniers faits,
qu'il était impossible de se refuser à l'existence des
premiers. Ceux qui n'ont vu ou n'ont voulu voir
qu'un seul côté de la question, ont donc soutenu le
pour ou le contre avec à peu près un égal succès;
d'autres, enfin, ont pris le parti d'adopter un *mezzo*
terminé, d'après lequel ils ont cru tout accorder et
résoudre toutes les difficultés.

La maladie n'est pas contagieuse, ont-ils dit, mais
elle peut le devenir dans certaines circonstances,
comme dans certains cas connus, où des fièvres de
mauvais caractère, putrides et malignes, des dyssenteries, se communiquent suivant eux par les émanations des malades ou de leurs excrétions, à ceux qui
les soignent et qui les environnent, selon certaines
modifications, les dispositions morales et physiques,
les lieux, la saison, le régime, etc. etc. (1).

D'autres ont dit que cette maladie n'étant pas con-

(1) *Traité sur la fièvre jaune,* par le Dr VALENTIN, p. 97.

tagieuse à l'état simple, ni même lorsqu'elle est compliquée d'adynamie et d'ataxie, le devenait cependant lorsque cette complication a lieu dans des circonstances particulières qui se rencontrent souvent sur terre et sur mer, partout où il y a beaucoup d'hommes entassés, sur les vaisseaux, dans les hôpitaux, les prisons, cas seulement où elle pourrait être considérée comme contagieuse (1).

D'autres, enfin, et c'est le plus grand nombre, avouent que la maladie est tantôt simplement épidémique, tantôt même, et plus ordinairement, contagieuse, mais seulement dans les lieux où elle exerce ses ravages (2).

Ces difficultés, qui ont donné matière à tant d'hypothèses, car aucune de ces assertions n'a été prouvée que par de vaines allégations ou des mots dépourvus d'une signification précise, tenaient à bien peu de chose, à la simple reconnaissance d'un fait commun dans les pays de mauvais air, fait qui s'y peut constater chaque jour de nouveau, fait dont il y a plus de dix-huit cents ans que le savant Varron avait su tirer parti. On ne connaissait pas la différence qui existe entre l'air qui s'introduit dans un appartement fermé et celui qui circule en pleine liberté dans une atmosphère humide et chaude.

N'est-il pas évident que si l'on parvient à se préserver par la réclusion des maladies épidémiques qui ne sont pas contagieuses, ce n'est pas du danger de

_____

(1) *Histoire médicale de l'armée française à Saint-Domingue.*

(2) Rapport des médecins de Paris envoyés, en 1805, en Espagne; *Histoire Politique du Mexique*, t. IV.

la contagion, que l'on se garantit, mais du danger d'un air chargé de miasmes. Peut-on alors arguer de la propriété contagieuse de la fièvre jaune, parce qu'on s'en sera préservé par ces mêmes moyens?

Cet air, qui est commun à tous les habitans d'une ville, nous avons montré qu'il n'a pas les mêmes propriétés le soir ou le matin, la nuit ou le jour, dans tel ou tel lieu plus ou moins élevé, dans telle ou telle rue, au dedans ou au dehors d'une habitation bien fermée; s'il n'arrive à moi qu'après avoir été forcé de déposer une grande partie des principes délétères qui lui étaient mêlés, il pourra bien paraître le même et cependant ne l'être pas; il sera commun à tous, il est vrai, mais avec des propriétés différentes; et si la règle souffre des exceptions, dans ce cas-ci comme en tout autre, elles serviront à la confirmer. La réclusion n'est pas toujours en effet un moyen assuré de se mettre en sûreté; mais c'est alors qu'on néglige la condition qui lui est essentiellement nécessaire, c'est-à-dire qu'on ne défend pas l'accès direct des vents empoisonnés dans l'intérieur des habitations.

Quant aux cas cités des longs intervalles dans le retour de ces maladies aux Etats-Unis, ils tiennent sans doute à quelque cause inobservée (1). La plus probable, dans un pays nouveau, où l'on ne cesse de défricher, sera due à la destruction de quelques forêts qui servaient de barrière à des vents malfaisans, ou qui renfermaient des mares d'eaux croupissantes et des débris de matières à demi-putréfiées.

Les marais qui se trouvent près de la mer com-

(1) M. le Dr Raisin, de Caen, nous a déjà fourni à cet égard quelques observations extrêmement judicieuses (Chap. III).

muniquent ordinairement avec elle ; dans ce cas elle
en renouvelle les eaux et ils sont peu dangereux ;
mais cette communication est parfois obstruée par
des sables ; alors ils ne tardent pas, dans les chaleurs
surtout, d'acquérir le dernier degré d'infection.

D'autres fois, ils peuvent être en communication
avec les eaux d'une rivière dont quelques bras viennent s'y jeter et les rafraîchir ; mais si l'abaissement de
cette rivière, ou toute autre cause fortuite, empêche
cette communication, le marais prend bientôt un
caractère de malfaisance inattendu : on ne peut donc
rien conclure de cette objection, qui est évidemment
trop vague et ne spécifie rien.

Il y a plus, il n'est pas exact de dire que la fièvre
jaune ne paraît pas chaque année dans ces mêmes contrées : je ne mets, au contraire, aucun doute qu'elle
ne s'y montre isolément. Ses causes n'étant pas toujours aussi intenses, elle n'y devient pas proprement
épidémique ; quelques individus seulement, plus exposés ou plus faibles, en sont attaqués. On dit alors
qu'elle ne s'est pas montrée parce qu'elle n'a pas été
générale, et n'a pas moissonné une partie des habitans ; il lui faut ce genre de célébrité pour acquérir
un nom terrible.

Ceux qui s'étonnent que la maladie attaque successivement les personnes d'une même maison et ceux
qui la fréquentent, devraient sentir que ces personnes y sont soumises à la même cause, que ce n'est
pas par le contact, mais par la participation qu'elles
y viennent prendre aux influences du mauvais air
qu'on y respire.

Si c'était vraiment par le contact que se propage

la maladie, pourquoi donc les malades ne la porte-
raient-ils pas partout où ils vont?

Pourquoi est-il de rigueur que ce soient ceux qui
se portent bien qui, pour devenir malades, aillent
dans les lieux où habitent ceux qui le sont déjà, et
que les malades qui sortent de ces mêmes lieux ne
transportent jamais la maladie dans les lieux où elle
ne règne pas, quoiqu'il ne soit pas rare qu'ils en
périssent après y avoir été transportés?

Ne serait-ce donc que dans tels lieux seulement
que cet œuvre mystique de la communication par
contact s'accomplirait? est-il écrit que je ne devrais
être soumis au danger de la contagion que là seulement et non ailleurs? ne m'en donnera-t-on pas
d'autres motifs? le mot de contagion, qui exprime
une propriété physique, qui se doit exercer nécessairement dans tous les lieux et dans toutes les
saisons d'une manière matérielle, indépendamment
des foyers d'infection qui y ont donné naissance,
ne conserverait-il plus sa signification? faudrait-il
lui donner un sens mystérieux?

Comment me persuadera-t-on qu'au milieu des
miasmes dont je suis entouré, ce ne sont pas ces
miasmes, mais le contact d'un pauvre malade qui
menace mes jours? que le mal n'est pas là où je le
vois, où je le puis surprendre, mais là où je ne
puis le reconnaître?

Quant aux villes maritimes où la fièvre jaune
commence ordinairement à se manifester, celles de
ces villes où l'on a fait cette observation, sont situées
à l'embouchure ou au confluent des grandes rivières,
ou dans le voisinage de quelque marais, dont certains

vents leur apportent les exhalaisons, ou renferment elles-mêmes dans l'intérieur de leur enceinte, de nombreuses causes d'insalubrité. Il est tout simple qu'elles en soient infectées les premières (1). Les équipages des vaisseaux qui y arrivent, bien loin d'y apporter la maladie, lui fournissent, au contraire, ses premières victimes; et si, par la continuité de la chaleur, de quelque sécheresse, ou de grandes pluies, ou de quelques vents extraordinaires, les causes productrices de la maladie viennent à prendre un accroissement rapide, on ne doit pas être étonné qu'elle gagne alors l'intérieur des terres, qu'elle s'insinue de proche en proche dans des vallées, où des causes pareilles subsistent, et qu'elle épargne néanmoins quelques bourgades, et des villes intermédiaires, dont la situation élevée ou quelqu'abri naturel les met hors des atteintes du mauvais air.

Nous avons cité l'exemple de plusieurs villes dans les environs de Rome, dont le séjour est très-agréable et l'air très-saluble; quoique situées au milieu d'un pays extrêmement malsain, on ne s'est jamais avisé de soutenir que c'était parce que les habitans des autres lieux n'y entretenaient aucune communication.

Nous avons déjà plus d'une fois remarqué qu'il est extrêmement rare de trouver des descriptions topographiques qui satisfassent à toutes ces données; rien ne jette plus d'obscurité cependant que cette

_____

(1) *Voyez* la description topographique des villes des États-Unis, dans les ouvrages des Drs Valentin, Deveze; les voyages de MM. de Volney, de Humboldt, de Larochefoucauld-Liancourt, etc. etc.; les auteurs anglais, espagnols, etc. etc.

incertitude continuelle où l'on se trouve lorsqu'on
veut discuter les causes d'une maladie; il faut alors,
tout en s'aidant des observations générales que nous
avons présentées, profiter de certains traits qui
guident et qui servent comme de repaire ou de point
d'appuis, à l'aide desquels on peut encore espérer de
puiser dans la plupart des narrations d'épidémies,
assez de faits pour éclairer son jugement, et sur leur
véritable origine et sur leur nature.

Offrons-en quelques exemples : on nous parle de
la fièvre jaune observée à Livourne en 1814; vous
lisez une prétendue description topographique de
cette ville et des environs, vous n'y trouvez absolument rien qui puisse vous inspirer le moindre soupçon
sur la salubrité de l'air qui y règne; si vous n'en
avez aucune notion, vous-même vous serez d'abord
tenté de croire que la situation est parfaitement à
l'abri de toute influence de mauvais air.

Cependant un peu plus bas on vous dit « les ma-
» ladies, en tems ordinaire, sont, en automne, les
» fièvres intermittentes de tout genre, des continues
» gastriques, des putrides ou malignes, des fièvres
» éruptives; en hiver, des fièvres catarrhales; au
» printems, des affections inflammatoires de la poi-
» trine; en été, des diarrhées, des dyssenteries
» putrides et vermineuses, des fièvres bilieuses. »
Voilà qui vous met d'abord sur la voie, et vous
indique un foyer d'infection qui doit exister quelque
part, car les maladies sont les compagnes insépa-
rables du mauvais air.

Quand on ajoute « dès le 24 septembre, un
» médecin annonça que les *fièvres intermittentes*,

» étaient accompagnées de symptômes *nervoso bi-*
» *lieux*, semblables à ceux de la fièvre jaune ; » vous
vous confirmez de plus en plus dans la même opinion,
que l'origine de ces deux maladies est semblable.

Quand ensuite on vous dit que « l'activité conta-
» gieuse a été renfermée dans une sphère très-limitée;
» qu'une communication presque immédiate avec les
» malades était nécessaire à ses progrès ; qu'elle n'a
» pas franchi les murs de la ville, malgré *les précau-*
» *tions tardives qu'on lui a opposées;* que dans son
» intérieur même, à l'exception du quartier primi-
» tivement infecté, ce n'a *été que là pour ainsi dire*
» *isolément,* qu'on l'a vu se développer chez les ha-
» bitans, etc. etc. » vous comprenez que le principal foyer d'infection doit avoir existé dans la ville
même, qu'il doit être rapproché du port et des canaux qui y aboutissent, peut-être même s'y trouver, puisque, d'après le rapport, ce sont les quartiers
voisins qui ont particulièrement soufferts.

Votre conviction, enfin, devient entière, lorsque
vous lisez encore quelques pages plus bas, « que le
» 28 octobre il y eut une procession à l'image de
» la Vierge, à Monte-Nero, quatre milles de dis-
» tance de la ville, où presque tous les habitans as-
» sistèrent, qu'il plut abondamment pendant toute
» cette journée, qu'on voulut (comme de raison)
» empêcher le rassemblement, parce qu'on craignait
» qu'il n'augmentât la gravité du mal, en facilitant
» des communications dangereuses entre les habitans
» sains et les habitans malades. »

Cependant, dès le 31 du même mois, une réunion
d'officiers de santé annonce que la maladie parcou-

9

rait ses périodes avec moins de rapidité ; la maladie
n'était donc pas dans le contact , mais dans l'atmosphère , puisque la procession, bien loin de justifier
les appréhensions qu'elle avait fait naître, n'avait
servi en aucune manière à propager la maladie, mais
au contraire, puisque la pluie en abattant les miasmes répandus dans l'atmosphère, en procurant l'é-
coulement et le renouvellement des eaux corrompues dans les canaux de la ville et du port, et rame-
nant les fraîcheurs qui arrêtent la production et l'é-
vaporation des miasmes, l'avaient totalement fait
disparaître.

M. le docteur Berthe, médecin de Montpellier,
envoyé en Espagne pour y observer la fièvre jaune,
nous apprend (1) « que le bourg de la Carlota doit
» *être très-sain et l'est en effet*, parce qu'il est bâti
» sur une colline élevée, placée au milieu de terrains
» bien cultivés, ouvert à des vents salubres et pro-
» pres à rafraîchir l'atmosphère. »

Après avoir observé que le premier lieu où il en-
tendit parler de la maladie, fut Cordoue, où des individus « arrivés de Cadix, l'apportèrent et en péri-
» rent, sans que néanmoins elle s'y pût propager,
» parce que le *germe en fut concentré et étouffé*
» *dans l'hôpital*, » il ajoute : « On ne prit pas les
» mêmes précautions à la Carlota, à cinq lieues au-
» delà , sur la route de Cadix. Les premiers indivi-
» dus qui s'en trouvèrent atteints furent précisément
» ceux qui communiquèrent avec des étrangers ,
» c'est-à-dire le maître et les domestiques d'une au-

_____

(1) Rapport officiel et relation imprimée de M. le Dr Berthe. Montpellier, gros *in-8°*, 1802, p. 15 et suivantes.

» berge, située à l'entrée de ce bourg. De ce point,
» d'abord unique, la maladie passa dans les mai-
» sons voisines placées sur le même côté de la rue;
» elle se répandit ensuite dans tout le bourg. »

Remarquez que la Carlota est à cinq lieues plus
près de Cadix que Cordoue, et partant, cinq lieues
plus rapprochées de l'embouchure du Guadalquivir,
dont les bords, en cet endroit, sont remplis de marécages. La Carlota, dont les environs sont cultivés, mais dont on ne nous donne point l'élévation,
est évidemment du nombre de ces lieux sains par
eux-mêmes, mais où les vents insalubres ont un facile accès; ils y arrivent, se font sentir dans les maisons situées en avant et en première ligne, qui en
peuvent bien d'abord peut-être intercepter les miasmes délétères, mais qui en remplissent enfin tellement l'atmosphère, que tous les quartiers finissent
par en être infectés.

En bonne foi, si la maladie se fût propagée par
contagion, aurait-elle suivi d'abord tout un côté
d'une rue? Un incendie gagne de proche en proche;
il s'exerce sur des maisons, lesquelles ne se peuvent
mouvoir, à la bonne heure. Mais de quoi est-il question ici? est-ce par des hommes ou par des murailles que s'exerce le contact? conçoit-on que les
communications ne fussent pas mille fois plus assu-
rées et plus fréquentes entre des habitans qui logent
face à face dans la même rue, qu'entre ceux qui logent aux extrémités opposées, quoique du même
côté?....

Le chanoine don Christoval, propriétaire d'une
maison à Cadix, dans le quartier Sainte-Marie, ajoute

ailleurs M. Berthe (1), « ayant été obligé de s'y
» transporter pour affaires, y contracta la maladie
» pour être entré dans la chambre d'un malade dont
» il ne put supporter l'odeur, et succomba au bout
» du troisième jour, d'où l'on peut conclure que la
» maladie était éminemment contagieuse. »

L'exemple, ce semble, eût été bien plus probant,
si le malade était allé chercher don Christoval, et
non pas don Christoval qui fût venu se plonger indistinctement dans les miasmes qui infectaient déjà l'atmosphère du quartier Sainte-Marie au commencement de l'épidémie, quartier situé à l'est de la ville,
d'où lui arrivaient des vents d'est qui soufflaient sans
interruption depuis quarante jours (2), après des
pluies constantes pendant plusieurs mois et de grandes chaleurs subséquentes, en juin et juillet.

Ici c'est une ville située différemment, mais très-
sainement, à l'extrémité d'une langue de terres sablonneuses, fort étroite, au milieu de la mer; aucun foyer ne paraît subsister autour d'elle. Ce sont
donc encore des vents qui lui apportent l'insalubrité,
mais ce ne sont plus ceux du sud, comme à la Carlota; ceux-ci ne lui viendraient que de la mer, et il
n'y a pas de marais où ils se puissent charger de miasmes pestilentiels; ce sont ceux de l'est qui ont déjà

(1) *Loco citato,* p. 51.
(2) *Id. id. Voyez* aussi le Rapport des médecins de Paris,
envoyés quelques années après, p. 5. La maladie se déclare le
10 août dans le faubourg situé à l'est, gagne bientôt le quartier du Rosaire, celui de S.-Antonio et le centre de la ville.
Les médecins du pays l'attribuent aux grandes chaleurs, re-
jetant toute idée de contagion; elle sévit tout septembre, diminua en octobre, et finit avec novembre.

passé sur les côtes orientales et marécageuses de la péninsule, et l'on ne saurait douter un instant, quoique les divers rapports n'en disent rien, on ne saurait douter que la baie, du côté de la péninsule, ne renferme des marais dans son pourtour (surtout à l'embouchure des rivières, des ruisseaux et torrens), sur lesquels passaient ces vents, ou très-probablement aussi qu'il ne se fût formé beaucoup de mares d'eaux croupissantes sur les terres incultes et sablonneuses qui s'étendent bien loin au-delà.

Parlant toujours de Cadix, M. Berthe assure que même long-tems après la « disparution du fléau, » tous ceux qui y entraient, soit *étrangers*, soit *habitans émigrés*, y contractaient bientôt la maladie, ce qui annonçait la présence d'un miasme à » qui il ne manquait peut-être *qu'un nouvel aliment pour se reproduire.* »

Quel aliment? L'ogre avait-il tout dévoré? Ne (1) restait-il plus un seul habitant à Cadix? M. Berthe n'a garde de le dire; il affirme, au contraire, que la maladie n'affectait plus ceux qui restaient à Cadix, et cette assertion, qu'il emploie en faveur de son système, nous semble une preuve contraire des plus fortes. La ville reste pleine d'habitans, ces habitans sont en continuelle communication entre eux, ils ne se donnent pas la maladie; cependant les étran-

(1) Ceci nous rappelle une brochure imprimée en 1721, à Besançon, sous le titre : *Questio medica an pesti Massiliensis æ seminio verminoso.* L'auteur y assure que la peste finit à Marseille, parce que les vers qui la produisaient y manquèrent d'alimens, et moururent de faim. *Homines autem liberi quia peste liberi supersant aptum alimentum vermiculis pestilentibus adhen suppeditare non possunt.*

gers et les rentrans la prennent. Pourquoi plutôt les uns que les autres?

Reconnaissons les effets de l'habitude; tout le merveilleux cesse et les faits s'expliquent sans effort. Les habitans de Cadix, qui n'en sont pas sortis, se sont accoutumés à en respirer les miasmes, l'air y est devenu moins malsain pour eux; il l'est déjà peut être moins en effet, mais il l'est cependant encore assez pour causer la maladie à ceux qui n'ont pas contracté ou qui ont cessé de contracter l'usage de l'air qu'on y respire.

Nous avons dû montrer, par quelques citations, combien il était facile, à l'aide des principes que nous avons posés, de rétorquer contre les partisans de la contagion, les faits eux-mêmes, dont ils pensaient avoir tiré un plus grand avantage en faveur de leur opinion. Un plus long examen donnerait à cet écrit un caractère de critique qui n'est ni dans notre esprit ni dans nos sentimens.

Qu'il nous soit permis de finir en recommandant la lecture attentive de ce que M. de Humboldt a dit de la fièvre jaune dans le quatrième volume de ses *Essais sur le Nouveau Mexique*. C'est le résumé le plus complet et en même tems le plus précis de tout ce qui a été dit jusqu'à ce jour à ce sujet; et comme il est écrit avec beaucoup d'impartialité, que l'illustre voyageur a réuni un très-grand nombre de faits bien observés, sans émettre lui-même d'opinion pour ou contre, nous osons nous flatter, qu'en les comparant à tout ce que nous venons de développer, on trouvera l'explication aussi satisfaisante que vraie de tous ceux qui pouvaient présenter encore quelque embarras ou quelques doutes.

CHAPITRE VII.

PESTE.

M. Papon, qui nous a laissé des relations très-détail-
lées sur ce fléau, nous apprend qu'elle s'est manifestée
dans la ville de Marseille, à vingt reprises différentes,
depuis Jules-César jusqu'à cette époque (1).

« Le quinzième siècle entr'autres (2), vit neuf
» fois cette citée plongée dans les horreurs de la
» peste; le peu de cas qu'on faisait de l'autorité
» royale, était cause qu'on négligea de soumettre
» aux épreuves ordinaires les vaisseaux venant du
» levant...... Il semble qu'après le long règne de
» Louis XIV, sous lequel on *commença d'établir*
» *dans nos ports une police auparavant inconnue,*
» *on aurait dû être mieux à l'abri de la contagion...*
» Cependant elle s'établit avec une violence incon-
» cevable au moment où les citoyens *croyaient avoir*
» *le plus de raisons de compter sur la vigilance*
» *publique.*

» Elle fut apportée le 25 *mai* 1720, par un navire

(1) C'est ainsi que Tite-Live nous parle des pestes nombreuses qui affligèrent la république romaine pendant l'espace de . . . . . depuis la fondation de Rome, maladies qui
s'y font sentir encore et sont considérées comme des fièvres de
mauvais air.

(2) *Histoire générale de Provence*, t. IV, p. 634.

» parti de Seyde, le 31 janvier, sous la conduite du
» capitaine Chantaud; il était allé se réparer à
» Tripoli de Syrie, et sa *patente déclarait qu'à*
» *Seyde, non plus qu'à Tripoli, il n'y avait aucun*
» *soupçon de peste*..... Mais elle s'y manifesta peu
» de jours après.

» Le capitaine avait pris à bord, quelques Turcs
» pour les passer en Chypre; l'un d'eux tomba
» malade et mourut; deux matelots s'employèrent
» à le jeter à la mer; ils le tiraient avec précautions
» avec des cordes; on les empêcha d'achever de lui
» rendre ce triste office, on en commit le soin aux
» autres Turcs; cependant les deux matelots tom-
» bèrent malades et moururent; deux autres les
» suivirent de près, et le chirurgien qui les avait
» soignés éprouva le même sort.

» Trois autres matelots, à leur arrivée à Livourne,
» où le capitaine relâcha, tombèrent malades et
» moururent.... Le médecin et le chirurgien qui les
» avaient traités, déclarèrent qu'ils étaient morts
» d'une fièvre maligne pestilentielle.... Arrivant à
» Marseille, le capitaine remit ce certificat aux
» intendans de santé....; par un aveuglement incon-
» cevable, ces intendans se contentèrent de faire
» déposer les marchandises aux infirmeries.

» Le 27 mai il mourut encore un matelot; on se
» borna à prolonger la quarantaine..... Le mort fut
» porté aux infirmeries, et visité par le chirurgien
» ordinaire, qui déclara n'avoir découvert aucune
» trace de peste. »

Le dernier du mois et jusqu'au 12 juin, il arriva
quatre autres bâtimens; ils avaient tous patente

brute...... (1) La garde qu'on met ordinairement
sur les navires qui arrivent, mourut le 12 juin, sur
le vaisseau du capitaine Chantaud. Le 23, un des
mousses tomba malade, ainsi que deux porte-faix,
employés à la purge des marchandises..... (2); le
chirurgien déclara qu'il ne voyait dans ces accidens
que les effets d'une maladie ordinaire.....

La maladie se manifesta dans la rue de l'Escale le
20 juin.....; le 28 sur un tailleur......; le 1ᵉʳ juillet
sur une autre femme.....; le 9 juillet, elle atteignit
un enfant de douze à quatorze ans, sur la place de
Linche.....

Un chirurgien envoyé le 18, par les échevins,
pour visiter d'autres malades, rapporta qu'il n'avait
trouvé que des fièvres vermineuses......; même
obstination dans son dire le 23.

Le parlement d'Aix sort enfin de sa trop grande
sécurité; il donne un arrêt fulminant, et défend
toute communication entre les habitans de la province et ceux de la ville, sous peine de la vie..... Il
est même étonnant, observe l'historien, que le commerce de *Marseille, ayant conservé toute sa liberté
durant ce tems-là, n'ait pas répandu la contagion
dans tout le reste du royaume, tant il était dangereux de n'avoir pas établi des barrières sur les
premiers soupçons qu'on eut du fléau, afin de
l'étouffer dans sa naissance.*

Après cet arrêt, la disette commença à se faire

---

(1) C'est-à-dire que dans les lieux d'où ils étaient partis, il
y avait soupçon de peste.
(2) C'est toujours du même vaisseau.

sentir dans la ville...... (1) ; un vent de bise, qui
souffla le 21 août, ralluma le feu de la contagion; il
fit périr tous les malades......; on vit le moment où
tout semblait devoir succomber à l'infection.

(2) L'abbaye de Saint-Victor en fut entièrement
préservée; les religieux, sequestrés du reste des
hommes, conservaient avec une sollicitude inquiète
des jours qu'ils auraient dû marquer par des actes de
bienfaisance et de courage.

(3) La désolation ne fut pas moins grande dans les
lieux écartés (hors de la ville) ; l'émail d'une prairie,
le voisinage d'un ruisseau, *l'air pur* qu'ils respiraient
avaient flattés les habitans d'une douce espérance ;
mais il fallait se nourrir, et presque tous les alimens
portaient l'impression du mal contagieux (4).... La
peste commença dans le terroir, par le village de
Saint-Marcel et le quartier de Sainte-Marguerite ;
elle enleva d'abord tous les jardiniers, parce que
l'espoir du gain les attirait en foule à la ville......

(5) Dans la plupart des *hameaux* et des *villages
du terroir,* il ne resta presque personne......

(6) Cependant, vers la fin de septembre, on commença de voir quelques personnes dans les rues......
c'était le tems où la contagion perdait tous les jours
de sa force, parce que les chaleurs diminuaient sen-

(1) *Histoire générale de Provence,* page 667.
(2) Page 676.
(3) Page 679.
(4) *Voyez* ci-après, Chap. IX, ce qui est dit des approvisionnemens de vivres et de leur faculté de ne pas transmettre
la contagion.
(5) Page 681.
(6) Page 683.

siblement...; aussi, dans la plupart des malades, le
mal n'était-il pas dangereux; ils n'avaient que quelques
accès de fièvre sans presqu'aucune marque de contagion, de sorte que les bubons disparaissaient aussitôt.

*Fragment du mandement de M. de Belzunce, évê-
que de Marseille, publié le 20 octobre suivant :*

« ..... Sans entrer dans le secret de tant de maisons
» désolées par la peste et par la faim, où l'on ne
» voyait que des morts et des mourans, où l'on
» n'entendait que des gémissemens et des cris, où des
» cadavres que l'on n'avait pu faire enlever, pour-
» rissaient depuis plusieurs jours, auprès de ceux qui
» n'étaient pas encore morts, et souvent dans le
» même lit....

» Nous avons vu tout à la fois toutes les rues de
» cette vaste ville, bordées des deux côtés, de morts
» à demi-pourris....., toutes les places publiques,
» toutes les rues, des églises, traversées de cadavres
» entassés, et, en plus d'un endroit, mangés par les
» chiens......

» Nous avons vu, dans le même tems une infinité
» de malades devenus un objet d'horreur et d'effroi
» pour les personnes même à qui la nature devait
» inspirer les sentimens les plus tendres et les plus
» respectueux, abandonnés de tout ce qu'ils avaient
» de plus proche, jetés inhumainement hors de leurs
» propres maisons, placés sans aucun secours dans
» les rues, parmi des morts dont la vue et la puanteur
» étaient intolérables...... (1) »

(1) *Histoire générale de Provence,* page 691.

Les ravages de *la peste dans le mois de novembre
ne furent bien sensibles qu'à la campagne.*

En décembre et janvier, à peine y avait il quatre
à cinq malades par semaine dans la ville ; le nombre
en était bien plus grand dans la campagne, car en
février 1721, on en porta encore cent quarante-cinq
à l'hôpital ; mais il en guérissait la moitié (1).

La manière dont la peste se glissa à Toulon est
effrayante par l'idée qu'elle nous donne de sa subti-
lité : des habitans de Bandol, petit port de mer près
de Toulon, volèrent une balle de soie à l'île de Jarre,
mise en quarantaine avec les autres marchandises du
capitaine Chautaud ; le jour où les voleurs se parta-
gèrent ce funeste butin, il y avait dans le village un
patron nommé Cancelin, qui, ayant laissé sa barque,
revint par terre à Toulon, sa patrie..... Cancelin
tomba malade deux jours après, etc. etc. etc.....

(2) Le fléau se glissa à Arles, au commencement
d'octobre, avec des marchandises de contrebande.

(3) La ville d'Aix, sous la vigilance du parlement,
aurait dû être garantie de ses atteintes ; elle en fut
infectée par les *mêmes causes qu'Arles et Toulon.*

(4) M. de Vauvenargue, désespérant d'y arrêter
les progrès du mal, par les remèdes ordinaires, pro-
posa au ministre de mettre tous les habitans en
quarantaine dans leurs maisons.

« ..... La quarantaine avait à peine commencé,
» que la peste diminua sensiblement, et il n'y avait

(1) *Histoire générale de Provence,* page 696.
(2) Page 700.
(3) Page 701.
(4) Page 704.

» déjà plus de malades lorsqu'elle toucha à son
» terme. La joie et la liberté furent alors rendus
» aux citoyens; mais une rechute, *dont nous ignorons*
» *les causes,* troubla bientôt après la tranquillité
» publique : on recommença la quarantaine avec la
» même rigueur qu'auparavant, et le fléau disparut
» tout-à-fait avant qu'elle fût finie.....; par une pré-
» vention inconcevable, les médecins que le Roi
» avait envoyés à Marseille, prétendirent que la
» maladie n'était pas contagieuse. »

L'un d'eux, M. Chicoineau (1) commença par
contester l'exactitude des faits cités, et soutint qu'il
n'y en a aucun, relativement au capitaine Chantaud,
qui fût avéré dans aucune des circonstances, lorsqu'on
rapportait la manière dont la maladie s'était intro-
duite dans la ville.

Il soutint surtout qu'avant l'arrivée des vaisseaux,
on avait observé dans Marseille et dans sa banlieue,
plusieurs personnes attaquées de la maladie qui se
propagea ensuite.

« Si le mal était essentiellement contagieux, con-
» tinuait-il, il devait être dans tout son cours de la
» même nature; il ne pouvait être contagieux dans
» les commencemens s'il ne l'était pas dans son
» accroissement et dans sa diminution ; cependant il
» a été déclaré, il a fait ses progrès, s'est soutenu, a
» diminué et cessé indépendamment de la contagion;
» ensorte qu'on a eu beau prendre des précautions
» comme à Toulon, à Salon, ou n'en pas prendre
» comme à Marseille, la maladie n'a pas cessé de

(1) Lettre publiée à Lyon, chez les frères Bruyzet, 1721,
in-12.

» faire son cours, d'augmenter, de se soutenir et de
» diminuer.

» Elle sévit à Marseille avec le plus de force, au mo-
» ment où tout le monde, frappé de terreur, fuyait
» de la ville, cherchait à s'isoler à la campagne;
» lorsqu'au contraire cette ville devait être entière-
» ment empestée, puisqu'il y avait déjà péri plus de
» quarante mille personnes, on eut la joie de voir
» diminuer sensiblement le mal de jour en jour,
» quoiqu'il dût y avoir plus que jamais des semences
» infinies de contagion. »

Quatrièmement : enfin, si la peste était contagieuse,
serait-il possible que des enfans ne l'eussent pas prise
en suçant le lait de leurs nourrices pestiférées, non
plus que nombre de médecins, de chirurgiens et de
gardes malades?

Il était donc évident, disait-il, qu'on ne saurait
expliquer ces difficultés, en soutenant le système de
la contagion, aulieu qu'en admettant une cause
commune et générale, répandue dans les lieux où la
peste se déclare, comme on le suppose pour la production des fièvres malignes, on comprend aisément
que la source de cette cause venant à tarir parce
qu'elle n'a pas la faculté de se multiplier ni de se
reproduire, la peste doit diminuer ou cesser, tout de
même que les fièvres malignes diminuent et finissent.

M. Deidier, collègue de M. Chicoineau, après
avoir rapporté beaucoup d'expériences (1) faites avec

(1) *Observation sur les causes de la peste et sur la manière
dont cette maladie se communique*, rapport fait par M. Deidier, certifié et signé par deux autres médecins de Marseille,
MM. Robert et Rimbaud, le 1er mai 1721.

la bile des pestiférés injectée dans les veines, ou appliquée sur les blessures de plusieurs chiens auxquels il a communiqué la maladie, quoiqu'ils pussent supporter impunément de manger des glandes pourries, et les plumasseaux chargés de pus, qu'on détachait des plaies des pestiférés, établit d'abord quelques faits positifs : « Madame veuve Augier mourut du 19 au 20 avril (un grand mois avant l'arrivée du capitaine Chautaud), avec une parotide fort gonflée, sur laquelle on avait appliqué des cataplasmes et des pierres à cautère, qui ne purent la sauver.

« Madame Courtaud, femme d'un négociant, fille de M. Claude Giraut, âgée de 28 ans, eut un charbon avec fièvre, dont elle faillit mourir du 3 au 4 mai.

» Environ le 20 dudit mois, une femme nommée Rose, fut saisie d'une violente fièvre continue, suivie d'un bubon au pli de l'aine droite, de la grosseur d'un œuf de poule, qui vint à suppuration ; toutes marques véritables de la peste observée et vue ensuite dans toute la ville (1).

» Quoique le vaisseau du capitaine Chautaud fût arrivé le 25, il est constant que les marchandises furent envoyées en quarantaine, et qu'aucun des passagers du vaisseau ne fut admis dans la ville avant le 14 juin ; cependant :

» La nuit du 1er au 2 dudit mois, madame Cauvin

(1) Non seulement il cite les noms et prénoms des personnes, leur profession, etc. etc., mais encore le nom des rues et des quartiers où elles habitaient, ce qui donne une grande authenticité à ce rapport, fait sur les lieux à l'époque même où les événemens se sont passés, signé et attesté par deux autres médecins témoins oculaires.

mourut après avoir été malade depuis le 16 avril;
il lui parut une parotide, du 28 au 29 mai, qui disparut le 3 juin : elle mourut deux jours après.

» Gaspard André, rue du Pra, se plaignit, le 2 juin,
d'un charbon à la fesse et de malaises; le troisième
jour la fièvre le prit avec douleur de tête, langue
sèche, yeux égarés; il parut une petite tumeur au
pli de l'aine, elle vint à suppuration, il guérit. »

Il observe que les opérations, les ouvertures de
cadavres, les expériences avec la bile, faites par plusieurs médecins et chirurgiens, ne les incommodèrent
jamais; ce qui doit prouver, suivant lui, que la maladie ne saurait se prendre par aucune exhalaison
maligne qui se puisse attacher aux doigts des artis-
tes, encore moins aux habits dont ils n'avaient jamais changé.

Il finit par attribuer la maladie,

1°. A la mauvaise nourriture et à la disette;

2°. Aux chaleurs et sécheresses excessives qui régnèrent en 1719; aux pluies continuelles de septembre, octobre et novembre, qui s'en suivirent;

3°. A la crainte et à la frayeur que la maladie
inspirait.

M. Mailhes (1), qui avait aussi été envoyé à Marseille, après avoir répété ce qu'on a dit de l'introduction de la peste, se demande comment il se peut que
la contagion eût pris ceux qui touchèrent à peine
quelques balles de marchandises, et qu'elle ne prît
pas ceux qui entraient dans les maisons que la ma-

(1) Lettre à M. Calvet, médecin à Cahors, imprimée à Lyon
chez les frères Bruyzet, rue Mercière, au Soleil, 1721.

ladie avait dépeuplées, qui y maniaient les effets et les hardes des morts, qui dégarnissaient les lits, transportaient et refaisaient les matelats.

Il ajoute, qu'avant la peste, le peuple manqua de nourriture, que la disette la fit prendre bonne ou mauvaise, sans distinction.

Que les gens du peuple ont été les premiers affectés, et que ceux qui pouvaient mener une vie aisée et commode s'en sont garantis, lorsqu'ils se sont mis au-dessus des événemens.

Un M. Mangue, médecin et conseiller du roi, inspecteur - général des hôpitaux (1), entra aussi en lice pour combattre la croyance à la contagion; il appelait le témoignage des anciens à son secours.

Hippocrate, Gallien, Avicenne, qui se sont le plus attaché à décrire cette maladie, n'ont prononcé nulle part que la peste fût contagieuse : ils ont gardé, dit-il, là-dessus le plus profond silence, et ils ne reconnaissent tous, pour cause de la peste, que des exhalaisons élevées des marais desséchés par les chaleurs, des débordemens d'eau, des pluies abondantes pendant l'été, des vents de sud, des infections de cadavres, des alimens d'une mauvaise qualité, des vapeurs élevées des mines, et autres semblables.

Aucun ancien ne parle de contagion.

M. Mangue cite encore l'historien Procope, qui a soutenu que la peste n'était pas contagieuse, et qu'il en avait eu la preuve à Constantinople.

On a vu souvent, continuait-il, des armées affligées de maladies pour avoir campé dans des lieux

(1) Lettre publiée par M. Boecler, à Strasbourg, chez Regnauld Douessecker, 1721.

marécageux, et il en cite plusieurs exemples : « *mais*
» autre chose est de dire que l'air d'un lieu pestiféré
» peut, à la longue, par le mélange qui s'en fait dans
» le sang, multiplier les maladies; et autre chose est
» de dire qu'un *paquet apporté d'un lieu pestiféré,*
» *une corde trouvée, après vingt-cinq ans, derrière*
» *un coffre,* un homme échappé d'un air infecté,
» peut répandre la peste dans tout un royaume.
» Lorsqu'on a le bonheur d'être né assez simple
» pour croire de telles choses, on doit beaucoup es-
» pérer de son salut. »

Parmi cette foule de brochures qui parurent à
cette époque, plusieurs aussi défendaient la propriété
contagieuse de la peste; l'une des plus remarquables
est celle de M. Astruc, médecin de Montpellier (1).

Il distingue les maladies simples et non pestilen-
lentielles, d'avec les pestilentielles, en ce que des
premières il *réchappe plus de malades qu'il n'en*
meurt, et des secondes il en meurt plus qu'il n'en
réchappe.

Il reconnaît la peste, proprement dite, aux signes
suivans, dont elle est, dit-il, toujours accompagnée.
1°. Bubons. 2°. Mort prompte. 3°. Mort, pour la
pluralité de ceux qui en sont attaqués. 4°. Contagion
et communication en très-peu de tems.

Quant aux causes, il établit : 1°. que la peste est
une maladie *qui ne diffère des fièvres malignes que*
par le degré de malignité de la cause qui l'a pro-

_____

(1) *Dissertation sur l'origine des maladies épidémiques, et*
principalement sur l'origine de la peste, où l'on expose les
causes de la propagation et de la cessation de cette maladie;
in-8°, Montpellier, 1721.

duite; 2°. que les fièvres malignes sont plus communes dans les pays chauds; d'où il tire cette conséquence : « 1°. que les mêmes causes qui excitent des
» fièvres malignes en Europe, doivent en produire
» dans le Levant de plus fréquentes et de plus cruelles,
» parce que la chaleur y est plus vive, et que l'air
» qu'on y respire est chargé d'une plus grande quan-
» tité d'*exhalaisons élevées par l'excessive chaleur,*
» et qu'elles ont des *molécules plus grossières, plus*
» *massives, et peut-être même d'une nature singu-*
» *lière* (1). Si des sucs capables d'une certaine fer-
» mentation, ou affinés à un certain point, peuvent
» faire lever les semences des plantes, et faire éclore
» les œufs des insectes, et si des dispositions contrai-
» res s'opposent à ces mêmes effets, il doit y avoir
» aussi dans les liquides auxquels se mêlent le levain
» pestilentiel, et dans ceux sur lesquels il agit, des
» dispositions particulières qui en augmentent ou en
» ralentissent l'efficacité. C'est uniquement par-là
» qu'on peut expliquer pourquoi la peste se répand,
» tantôt vite, tantôt lentement; pourquoi elle est
» très-meurtrière dans certaines villes et en certains
» tems, tandis que, etc. etc. etc..... »
　　Elle cesse, ajoute-t-il, par les quarantaines que

----

(1) M. J. A. Lorin, dans une *Dissertation sur la nature de
la peste,* imprimée à Dijon, *in*-12, 1721, nous dit aussi que
« la peste consiste en des *corpuscules antimoniaux* modifiés
» sous la forme d'un corps hérissé, etc. etc.; il prescrit de ne
» point sortir avant le lever du soleil ni après son coucher,
» parce que alors les miasmes s'élèvent ou tombent; il veut
» qu'en tems de peste on se choisisse des demeures élevées et
» où les vents règnent librement. » Il est curieux de voir tous
les faits que nous avons établis Chap. II et III, successivement
et particulièrement constatés et reconnus.

la police fait exercer dans les villes, 1°. parce qu'il n'y reste plus que des gens plus robustes, mieux constitués et mieux nourris; 2°. parce qu'on s'accoutume peu à peu à l'action du venin (1); 3°. par la désinfection que l'on fait de chaque ville lorsque la maladie est sur sa fin.

Des étrangers prirent fait et cause dans ces disputes. Tout le monde connaît l'écrit du docteur Meads, qui parut alors. C'est en grande partie une répétition de celui de M. Astruc. Après avoir décrit les signes auxquels se reconnaît la peste : « C'est, » dit-il, cette différence qui distingue la véritable » peste de ces fièvres malignes exquises qui ont *cou-* » *tume de la précéder,* et qui dépendent d'une sin- » gulière altération de l'air qui accompagne la peste, » comme nous le prouverons ailleurs..... »

..... Rhazès et Avicenne ont dit de la peste qu'elle prend « sa source dans les vapeurs qui s'élèvent de » la terre humectée, lorsque la chaleur et le silence » des vents les favorisent. En rapprochant ces obser- » vations les unes des autres, dit M. Meads, on peut » conclure que la peste naît de la putréfaction qui » existe constamment dans ces climats. (*De l'Afri-* *que et de l'Asie.*)

» Hippocrate accuse la même constitution de l'air » que celle dont les médecins arabes ont fait men- » tion, et qui avait précédé la peste en Afrique. — « Mercurialis en avait observé une pareille à Padoue, » et Gassendi à Digne..... »

Il dit ailleurs, en parlant de la suette, que cette

(1) Même observation qu'à la note précédente.

maladie, qui provoque des sueurs extraordinaires, a été transportée en Angleterre. « Quoiqu'elle ne fût » accompagnée ni de charbons, ni de bubons qui » puissent annoncer une véritable peste, je crois » néanmoins qu'elle en était une *production réelle,* » altérée dans ses symptômes primitifs, et radoucie » par la *sérénité de notre air* (ainsi, le signe, sui- » vant lui et M. Astruc, le plus indubitable de la » peste, manquait ici). Je n'hésite point à donner à » cette maladie le nom de *peste,* mais d'*une peste* » *mitigée.* Je sais que plusieurs personnes y ont suc- » combé, mais par l'effet d'un mauvais traitement. » Ce qui prouve sa *malignité,* c'est qu'elle parcourt » ses périodes plus *rapidement que la véritable* » *peste, puisqu'elle tue dans l'espace d'un jour.* » (Quelle peste mitigée, et comme elle était radoucie par l'air des îles britanniques ! ! !).

M. le docteur Meads ne tarda pas à trouver un rude adversaire dans un de ses compatriotes, M. le docteur Vye (1), qui, reprenant ces assertions plus que hasardées, et employant avec discernement les argumens des médecins envoyés par le roi à Mar-seille, paraît l'avoir réfuté d'une manière d'autant plus complète, qu'il raisonnait avec plus de méthode et surtout plus de conséquence et de suite.

Néanmoins, ce sont les opinions du docteur Meads et son ouvrage qui ont prévalu : à peine celui de son antagoniste est-il connu d'un petit nombre de per-sonnes.

Quelle peut donc en être la raison? Les médecins

(1) *Discorse on the pleague,* etc. Discours sur la peste; *in-8°*, Londres, 1721.

envoyés par le gouvernement fournissaient bien , il est vrai, de forts argumens contre la propriété contagieuse de la peste , mais ils ne substituaient pas à ce système qu'ils ébranlaient , une doctrine qui fût mieux établie. Il restait dans leurs raisonnemens quelque chose d'incertain et de louche, qui n'imprimait pas la conviction. Or, dans l'incertitude, il valait mieux croire que de ne pas croire.

Vainement disait-on que la peur est une maladie aussi dangereuse que la peste; qu'on jette imprudemment, par l'idée seule de contagion , l'inquiétude, la crainte, le désespoir et l'effroi dans l'âme des citoyens; qu'on expose les malades à un abandon général, la société aux passions les plus dégradantes et aux désordres qui en sont la suite; que la précaution des quarantaines, des lazarets, des cordons de troupes, des barrières, gênent le commerce et la liberté, occasionent la rareté des vivres , leur excessive cherté , la stagnation de toutes les affaires, entraînent des embarras et des dépenses excessives et de tout genre.

On répondait quels inconvéniens peuvent être supérieurs à ceux d'attirer, faute de soins et par une condamnable sécurité, sur une ville entière, sur des millions de citoyens, la désolation et la mort. N'est-il pas convenable , nécessaire même, d'étouffer dès sa naissance toute idée qui tendrait à nous livrer à de si déplorables calamités?

Un M. Hequet s'exprimait dans ce tems d'une manière assez naïve à cet égard. « Quel malheur ne » serait-ce pas pour la médecine, si la peste n'étant » pas contagieuse, la chose venait à être découverte,

» et combien seraient coupables ceux qui là-dessus
» auraient tiré le monde d'erreur. »

Après nous avoir ôté ce faible rayon de connaissance, ces messieurs nous veulent réduire à tout
ignorer..... Et quoi de plus désolant que d'être pro-
chainement menacé d'un mal authentiquement déclaré inconnu et le plus souvent mortel (1)?

Nous nous abstenons de transcrire les opinions de
M. Clarac, médecin du duc d'Orléans; ce serait à
peu de chose près des répétitions inutiles. Il ne croyait
pas à la contagion; l'on accusait même les autres de
vouloir lui faire leur cour, et d'écrire sous sa dictée.

Ce qu'il y a de particulièrement remarquable dans
cette dispute, c'est que tous les combattans s'accordent à considérer la maladie comme une fièvre putride, portée au plus haut degré de malignité. C'est
encore qu'ils ont tous pensé qu'elle pouvait être produite par le voisinage des marais et de tous les autres
lieux contenant des eaux stagnantes et des matières
végétales ou animales en putréfaction.

L'unique dissentiment était donc de savoir si une
fois produite, elle se pouvait transmettre d'un individu à un autre individu, indépendamment de ces
autres causes premières; si enfin, un ballot de marchandises ou un animal, chat ou oiseau, pouvait la
porter avec lui et la communiquer dans un pays salubre d'ailleurs, où elle n'aurait pas pu prendre naissance autrement?

Mais c'était positivement là la difficulté; dès qu'il

_____

(1) *Traité de la peste, où l'on répond aux questions d'un médecin de province.* Paris, chez Coutelier, *in-*12, 1721.

s'agissait de déclarer que la maladie avait pris naissance dans le lieu même, qu'elle lui était propre,
qu'elle n'était pas importée, qui est-ce qui eut voulu
convenir que son pays ou sa ville étaient malsains,
qu'il pouvait y naître des maladies aussi épouvanta-
bles? Pour convaincre dans des cas pareils, il faut
plus que de la justesse dans les raisonnemens, plus
que des faits généraux, qui peuvent recevoir des in-
terprétations différentes, il faut saisir la cause du
mal et la faire voir matériellement; les médecins du
roi n'eurent pas cet avantage.

Nous le demandons cependant, qui est-ce qui ose-
rait nier que le mauvais air n'a pas été l'une des causes de la peste de Marseille? Qu'on lise l'*Histoire de
Provence,* par le même M. Papon, on y verra combien de fois la peste a désolé cette province, et toujours après des pluies continuelles, ou des inondations, suivies de très-grandes chaleurs.

Qu'on parcourre cette province, depuis l'embou-
chure du Rhône, qu'on en suive les côtes jusqu'au
Var, les marais d'Arles, les étangs de Bère et de
Martignes, etc. etc. etc.

Depuis cette époque, la plupart de ces lieux ont
été saignés, comblés par les troubles des rivières
écoulés, et cultivés en partie; il en reste cependant
encore assez pour juger de ce qu'ils devaient être, et
observer encore beaucoup de maladies, souvent même
la peste à certaines époques.

Mais ne retrouverait-on pas ces mêmes preuves
dans les faits constatés par les relations elles-mêmes,
de ceux qui ont été le plus attachés à l'idée de la
contagion?

On voit la maladie exister dans la ville avant l'arrivée du fatal navire ; le fait est constaté, c'est une fièvre maligne ordinaire, faible d'abord ; c'est ainsi qu'elle commence partout ; elle attaque quelques individus plus exposés ou plus susceptibles ; plus forte en juillet, augmentant en août et septembre, avec les causes qui la produisent, finissant au retour des fraîcheurs.

On voit d'abord un vaisseau qui arrive d'un pays d'où sa patente (nette) annonce qu'il est parti avant qu'on n'y eût observé aucun symptôme de peste : puis quatre autres navires partis plus tard, desquels la patente (brute) annonce qu'il faut se méfier. Cependant, ceux-ci ne perdent pas un homme à bord, il n'en est jamais question dans la relation, c'est le premier qui est chargé de toutes les iniquités. — Cependant encore, les mesures de précaution et de quarantaine ne sont pas moins bien observées à son égard qu'elles ne le sont pour tous les navires qui arrivent dans cette ville ; nous le montrerons ailleurs. Il faut en conclure que si quelques personnes ont péri sur ce bâtiment, il récelait en lui-même quelque cause particulière de maladie, et très-vraisemblablement le typhus des vaisseaux tenus mal proprement, ce qui est fort ordinaire.

Nous voyons encore que la maladie de Marseille ne se transportait pas d'un lieu à un autre, et n'était pas contagieuse. — M. Papon s'extasie fort ingénument sur les dangers que le défaut de précautions a fait courir à la France entière, dans les commencemens de la maladie. Le parlement d'Aix laisse le commerce libre, ainsi que toutes les communications entre les citoyens : ce n'est qu'à la fin de juillet qu'il se ravise ; la peste est déjà terrible à Marseille, et elle n'est pas encore transportée par la contagion des hommes et des marchandises dans toute la France, pas transportée à quatre lieues de là ! ! !

Comment croire ensuite à ses transmissions frauduleuses et clandestines qu'on nous dit avoir eu lieu pour Arles, pour Toulon et pour Aix? La maladie ne profite pas des chemins qui lui sont ouverts et des milliers d'occasions qui lui sont offertes ; il faut qu'elle attende, pour se propager, qu'on les lui ait totalement interdites, il faut que des cordons de troupes ferment exactement toutes les communications et veillent à toutes les issues ! ! !

Si l'on se rappelle les passages déjà cités plus haut, on remarquera ce qui est dit d'un vent de bise qui ralluma le feu de la contagion. Il est clair que c'était un vent de nord-est qui passait sur les étangs de la côte, avant d'arriver à Marseille.

C'est bien plus évident par ce qui suit. Les campagnes, y dit-on, étaient plus désolées, plus de monde y périt, la contagion y dura plus tard ; cependant les moyens de communications étaient moins fréquens.

Le mal commença par Saint-Marcel, Sainte-Marguerite ; il atteignit principalement les jardiniers ; mais ceux-ci habitent les lieux bas, et les villages sont les plus rapprochés des prés humides et marécageux, et de l'embouchure de l'Urone à la mer.

Enfin, plusieurs habitans s'en préservent par une réclusion absolue ; des moines de Saint-Victor se

maintiennent frais et dispos ; un horloger, sa femme
et ses enfans s'enferment dans une maison dont ils
murent les portes, et ils en ressortent plus nombreux qu'ils n'y étaient entrés. — M. de Vauvenargue fait à Aix, dont il est gouverneur, l'expérience
la plus utile et la plus extraordinaire : il force tous
les habitans à vivre comme les moines de Saint-
Victor; des soldats les tiennent strictement aux
arrêts; tout individu qui sort de chez lui sans un
ordre est fusillé; aussitôt la maladie cesse ; on lève
les défenses, la maladie revient; on les renouvelle,
elle se dissipe de nouveau.

Qui ne voit de la manière du monde la plus claire
que la cause de la maladie était dans l'air, qu'il était
infecté de miasmes marécageux, et qu'on s'en met-
tait à l'abri en se fermant chez soi. A la première
levée du blocus des habitans, l'atmosphère n'était
pas encore purgée du mauvais air, la saison n'était
pas assez avancée ; à la seconde, il s'était dissipé.

Si l'on eût eu à sa disposition un instrument propre à recueillir ces miasmes, nul doute qu'on ne les
eût reconnu aussitôt.

On dira peut-être que cette histoire est trop an-
cienne, cherchons-en de plus récentes. Après la
peste de Marseille, c'est celle de Moscou qui a fait
une plus grande sensation dans le monde. Quelques
personnes s'en rappellent encore ; elle exerça ses ravages sur un plus grand théâtre, et fit périr un plus
grand nombre d'individus.

La relation la plus citée, la plus connue, est celle
que nous en a laissé M. de Mertens, écrite de main
de maître, et entièrement dans le sens de ceux qui

croient à la propriété essentiellement contagieuse de cette maladie. C'est aussi celle sur laquelle nous allons nous permettre quelques commentaires.

La première partie de cet ouvrage est d'abord consacrée à décrire une épidémie qui se montra à la fin de 1767 (1); elle se ralentit et cessa tout-à-fait après l'équinoxe du printems; l'auteur observe que le froid fut cet hiver constamment entre 12 et 24 degrés de Réaumur.

Dès *la fin de* 1768, *l'épidémie recommença*; l'hiver, dit-il, fut moins rude : la fièvre aussi ne présenta que les apparences d'une simple fièvre putride.

Elle cessa de même au printems.

Vers le solstice d'hiver de l'année 1769, la même maladie revint encore (2), et se présenta sous un nouvel aspect; cette fois-ci, l'auteur lui donne le nom de *fièvre nerveuse*, et il observe que les enfans, les femmes et les hommes faibles en étaient plus volontiers attaqués, ce qui se conçoit fort bien, et s'accorde parfaitement avec ce que nous avons annoncé de la plus grande suceptibilité de ceux-ci lorsqu'ils sont soumis aux mêmes causes.

Dans la seconde partie de son ouvrage, M. de Mertens nous apprend que dès les commencemens de 1770, on avait été informé que la peste faisait de grands ravages dans l'armée turque et dans celle des russes; qu'elle avait paru d'abord en Valachie et en

---

(1) *Carol de Mertens de febrib. putr. de Peste.* Vol. *in-8°.*
(2) *Tertia vile et sub nova facie idem reccurit morbus versus solstiticum hyemale, anni* 1769.

Moldavie, qu'elle avait gagné la Podolie pendant l'été ; et de là, avait été transportée à Kiew. Plusieurs, dit-il, *lui avaient refusé le nom de peste, et ne voulaient y reconnaître qu'une simple fièvre maligne.*

Cependant, les fièvres putrides reparaissent à Moscou, sur la fin de novembre 1770, précisément à la même époque que les précédentes années.

Mais cette fois-ci quelques médecins et M. de Mertens lui-même, croient reconnaître les vrais symptômes de la peste ; toutefois, suivant toujours la même marche que celle des années précédentes, il nous apprend lui-même qu'elle cesse au printems avec les froids.

« Vers la fin de juin (c'est l'auteur qui parle), la » maladie se manifeste de rechef ; le 2 juillet et » jours suivans, beaucoup de gens parmi le peuple » en sont attaqués ; elle se montre *simultanément* » dans divers quartiers de la ville et des faubourgs ; » il n'y a plus à douter que ce ne soit la peste. »

Elle augmente avec rapidité, malgré les soins et toutes les précautions qu'il est possible d'imaginer ; on suspend les cérémonies publiques, on ferme les églises, on interdit l'usage des bains communs, tout ce qui peut favoriser les trop fréquentes communications et le transport de la contagion, est sévèrement défendu.

Le 15 septembre, remarquez bien l'époque, le peuple, fatigué de ces mesures, qu'il croit inutiles, prétendant que c'est par l'abandon du culte que le doigt de Dieu s'apesantit ainsi sur lui, et que le mal n'est point contagieux ; le peuple r'ouvre les églises,

s'y précipite en foule, l'on ne prend plus aucunes
précautions quelconques contre la contagion.

M. de Mertens nous assure que la maladie
augmenta d'entensité, mais pendant quelques jours
seulement ; il déclare que bientôt elle devint un peu
moins sévère, et qu'au 10 octobre, c'est-à-dire aux
premières gelées, le nombre des malades et des morts
diminua sensiblement (1).

« La peste sévit principalement contre les gens
» du peuple; parmi les nobles et les marchands un
» peu aisés, si l'on en excepte quelques-uns qui
» furent victimes de leur témérité et de leur négli-
» gence, elle n'attaqua presque personne.

» Elle se communiquait *uniquement* par l'attou-
» chement des *malades et des choses infectées;*
» *l'atmosphère ne répandait nullement la contagion*
» *et resta toujours très-saine.*

» L'auteur sauva de la contagion les enfans trou-
» vés de l'hôpital confié à ses soins, par un isole-
» ment absolu ; et, à l'exception de trois ou quatre
» personnes de cette maison, qui forcèrent les con-
» signes *pendant la nuit,* aucun n'en fut atteint.

» En juillet, plusieurs mouraient avant l'érup-
» tion des tumeurs, avec de simples pétéchies.

» En août et septembre, on les vit s'unir aux bu-
» bons et aux charbons. — En octobre, le mal,
» beaucoup plus doux, produisait encore des pété-
» chies et de petits charbons, mais ni si souvent,
» ni si fortement.

» Sydenham rapporte les mêmes effets de la peste

(1) *Mitius factus est morbus et miasma magis fixum.*

» de Londres, Sect. IV, Chap. III. Les *fièvres pu-*
» *trides,* ajoute-t-il, ont un cours *plus lent que la*
» *peste;* elles n'en montrent pas absolument tous les
» symptômes, *elles ne tuent* pas si sûrement, et
» quand elles *deviennent contagieuses,* elles ont une
» moins grande force de propagation.

» L'auteur établit les argumens ordinaires, pour
» prouver qu'elle ne pouvait pas être dans l'air ; il
» répète que le *ciel fut constamment pur et serein,*
» *sans aucun nuage,* pendant les mois de la plus
» forte contagion. »

Il cite encore ici Sydenham, Sect. III, Chap. II,
qui a fait les mêmes raisonnemens, et Van Swieten
(*Comment. in Aph. Boerhav adm.* § 1404, t. V),
lequel Van Swieten cite Lobb (*On the pleagne,*
p. 45), Russe (*Natural Hyst. of Alepo,* p. 250-
262), lesquels rapportent que nos Européens, dans
les pays orientaux, qui s'enferment dans leurs maisons en tems de peste, ne font pas difficulté néanmoins de monter sur les « terrasses pour y prendre
» le frais au coucher du soleil, et causer entre eux
» d'une maison à l'autre. Or, dit-il, si l'air portait
» la contagion, ceux-ci manqueraient-ils d'en être
» affectés au centre d'une ville absolument pestifé-
» rée (1)..... »

Après avoir remarqué de nouveau combien la

(1) Au centre oui : nous avons montré que cela était possible
dans une grande ville ; mais si ces maisons étaient à la circonférence ou dans une bourgade, ou à la campagne, il y aurait
certainement beaucoup de danger, et nous répondrions à
M. de Mertens que le fait n'est pas cité avec des circonstances
exactes, car il est reconnu dans tous ces pays-là qu'il est très-
malsain de coucher sur les terrasses.

peste a de symptômes communs avec les fièvres putrides, M. de Mertens finit par observer qu'il est particulièrement nécessaire, pour définir cette maladie,
d'insister sur la propriété *éminemment contagieuse*,
qui fait que par un seul individu les effluves subtils
qui semblent s'exhaler avec la transpiration du corps
des pestiférés, adhèrent particulièrement à la laine,
à la soie, au linge, se maintiennent dans ces objets,
lorsqu'on les tient renfermés, et les communiquent
ensuite à des personnes saines, sans s'affaiblir. Sans
cela, dit-il (*non datur pestis*), point de peste.

Il se demande ensuite, sans y répondre, pourquoi
la contagion cesse en Asie et en Afrique dans les grandes chaleurs, qui est le tems où elle sévit en Europe,
tandis qu'elle cesse en Europe pendant l'hiver, époque
à laquelle elle se montre de nouveau en Afrique?....
Cette relation authentique, écrite par un médecin re-
nommé, à une époque récente, dans un tems de lumières, nous paraît très-curieuse et très-instructive.

Il faut d'abord y reconnaître l'identité parfaite
des phénomènes qu'elle présente, avec ceux que présentent les autres maladies de mauvais air, causées
par les eaux stagnantes.

Elle se déclare en juillet, après avoir préludé d'une
manière bénigne, décline aux premières fraîcheurs;
elle attaque particulièrement le bas peuple; on s'y
soustrait par la réclusion, etc. etc.....

On voit encore l'extrême ressemblance qui a existé
ici comme à Marseille, et partout, entre ces genres de
fièvres dites *putrides, malignes, nerveuses*, etc. etc...
C'est de nouveau un homme éclairé qui s'y trompe
et les confond évidemment.

Les trois premières épidémies qu'il décrit arrivent avec les fortes gelées; elles se dissipent constamment au retour d'une température plus douce; la quatrième arrive aussi dans les mêmes circonstances, et se termine aux mêmes époques.

La cause de ces fièvres est incontestablement différente de celle des épidémies ordinaires produites par la stagnation des eaux, et qui ne se manifestent qu'en été; celles-ci ne paraissent qu'avec les froids les plus rigoureux. Ce sont de vrais typhus qui s'engendrent dans des appartemens hermétiquement fermés et fortement échauffés par des poêles, où le peuple de Moscou a l'habitude de se tenir. Ces appartemens sont étroits et bas, remplis de monde, et l'on sait l'affreuse malpropreté dans laquelle vit le bas peuple russe (1).

M. de Mertens nous le fait entendre lui-même (2). Comment se fait-il qu'il ne s'exprime pas nettement? Comment peut-il nous dire ensuite que la maladie qui parut vers la fin de juin n'était qu'une suite de celle qui, de son propre aveu, avait fini en mars?

Il oublie ce qu'il a dit des années précédentes, et semble pour celle-ci avoir l'esprit entièrement fasciné par l'image de la peste.

La fièvre qui arrive vers la fin du mois de juin ne pouvait pas être une continuation de celle qui

(1) *Bibliothèque Britannique, Expériences du Dr C. Smyth, sur les vaisseaux de la flotte russe.*

(2) *Contagium in febribus putridis imprimis observatur quando ægri in ære deccuso et calido detinentur, vel pluresin eodem loco decumbunt,* p. 63 et 64. *Febres nosocomierum a febribus putridis vulgaribus symptomatum gravitate et intensiore putredinis gradu tantum differunt.*

avait cessé depuis plus de trois mois (1). Les circonstances en sont entièrement différentes; et, d'ailleurs,
d'après le rapport de M. de Mertens, lui-même, si
elle était contagieuse, pourquoi aurait-elle cessé au
moment le plus favorable à sa propagation? il y a
là contradiction manifeste.

La fièvre de l'hiver avait la même origine que
celle des prisons et des hôpitaux; celle de l'été, au
contraire, tirait son origine des eaux croupissantes
qui environnent Moscou.

S'il les a confondues, cela prouve, à la vérité,
leur extrême ressemblance et la confraternité des
deux maladies; mais cela prouve aussi combien cet
auteur avait peu de notions exactes sur leurs causes
et leur origine.

Vainement nous assure-t-il que l'atmosphère fut
très-saine et le ciel pur et serein; il n'était pas à
même d'en juger; le ciel peut être très-clair, le tems
très-beau et l'atmosphère très-impure, partant l'air
très-mauvais, sans qu'on s'en aperçoive (2).

Il eût dû nous donner au moins une bonne description topographique du pays; c'eût été le seul

(1) *Tandum per integram septimanam etri tempestas satis
calida facta esset nullus peste corripitur... in urbe nullum
cantagü vestigium reperitur.*
*Inter aperarios qui in privatis ædibus habitaverunt et in tes-
tio monasterio seclusi erant nemo spatio duorum et ultra men-
sium peste affectus fuerat* (p. 99).

(2) Jamais le mauvais air n'est plus redoutable que lorsque
le ciel est pur; c'est alors que les rayons du soleil exercent
toute leur action sur les eaux marécageuses pour en élever les
vapeurs malfaisantes; c'est alors que l'atmosphère se refroidit
et se réchauffe plus brusquement, qu'il y a une plus grande et
plus prompte précipitation de ces mêmes vapeurs, etc. etc....

moyen de nous éclairer et de nous convaincre ; il ne l'a pas fait, et c'est à d'autres que nous sommes obligés d'avoir recours pour avoir quelques notions à ce sujet (1).

M. le docteur Clarke nous dit (2) que le terroir aux environs de Moscou, vu du haut de la montagne des Moineaux, lui a *paru bas et marécageux, rempli d'eaux stagnantes, naturellement insalubre,* que le climat en est dangereux *par les variations subites de l'atmosphère.*

Le même auteur répète un peu plus bas que ce pays est partout couvert de marécages (3). « Près » la partie supérieure de Didelof, à six lieues de Tula » (où M. de Mertens observe aussi que la peste a ré- » gné, ainsi que dans plusieurs villes et une infinité » de villages), est un étang immense, formé tout- » à-coup par des eaux souterraines, qui pénètrèrent » la terre et en firent disparaître les habitations en » une nuit. Tout le pays est marécageux, et le fond » du sol est naturellement si spongieux et si vaseux, » que l'on trouve l'eau immédiatement au-dessous » de la surface de la terre. »

Et plus bas encore (4) :

« Woronetz et tous les bords du Don, jusqu'à la » mer Noire, n'offrent plus qu'une suite de rives ma- » récageuses et de terres basses, couvertes chaque

---

(1) Ceci nous rappelle ce passage de Tacite : *Omne morta- lium genus vis pestilentiæ depopulatur, nulla coli intemperie quæ occureret occulis. ann. lib.* XVI.

(2) *Voyages en Russie, en Tartarie et à Constantinople,* p. 233.

(3) *Id. id.* p. 273.

(4) *Id. id.* p. 273.

» année par les troubles de la rivière, dont les dé-
» bordemens, comme ceux du Nil, sont aussi régu-
» liers et portés à une aussi grande hauteur. »

Si je déploie la carte détaillée de toutes ces contrées, depuis la mer Noire, je vois la Valachie et la
Moldavie à l'embouchure de plusieurs grandes rivières, dans une des situations les plus basses et les
plus marécageuses de la terre. — Kaminiec et la
Podolie, sur le Dniester et le Bog. — Kieuw, sur
le Dnieper, fleuves presque parallèles, offrant presque partout les mêmes accidens et les mêmes sites.

Faut-il s'étonner qu'il naisse dans les premières
de ces provinces des fièvres pestilentielles, c'est-à-
dire des fièvres putrides, malignes, accompagnées de
pétéchies, de charbons, de bubons, etc. etc. etc.,
qu'on nommera *contagieuses* quand la production
des miasmes qui les causent deviendra tellement générale et abondante, et que l'atmosphère en sera tellement remplie, que peu de gens échapperont à leurs
atteintes? — Faudra-t-il s'étonner lorsque, par des
circonstances particulières et qui ne se renouvellent,
qu'à de certaines époques, telles que des débordemens plus considérables, ou des chaleurs plus intenses ou plus prolongées, ou des vents plus constans, les fièvres d'accès qui règnent dans les latitu-
des septentrionales prendront successivement des caractères plus graves et deviendront pestilentielles (1)?

(1) La Valachie forme une plaine traversée par plusieurs
petites rivières qui, prenant leurs sources dans les montagnes
voisines, enflent au printems, débordent par les grandes pluies
et inondent toutes les plaines *où il reste des mares nombreuses
après la retraite des eaux*..... En juillet la chaleur fut de 30
à 35 degrés; il ne faisait point d'air..... Il en était de même

Elles commencent sur les bords de la mer Noire, parce que c'est là aussi que la chaleur se fait sentir au premier abord; leur marche est suivant l'ordre des saisons et la nature des lieux. — On n'a pas voulu saisir cette vérité, qui est palpable, parce que, pour rendre la maladie contagieuse, il fallait la faire arriver successivement d'un pays à l'autre. Qu'elle se forme ici avant que de naître là, cela n'est pas douteux; la chaleur y arrive de meilleure heure, et sou-

en Bessarabie; car, quoiqu'il y ait moins de rivières, il y a beaucoup de lacs couverts de roseaux, et le Danube y forme plusieurs îles remplies de marais.....

Le soldat russe, accoutumé à *coucher sur la terre*, en campagne, *dormait en plein air*, pour éviter la chaleur étouffante des tentes; et, comme les nuits sont froides et nébuleuses, le changement brusque de température ne devait produire qu'un mauvais effet... Et parlant ensuite de la maladie qui régnait dans cette armée... Cette fièvre a de l'analogie avec le choléra-morbus, en ce qu'elle est accompagnée d'évacuations considérables de bile par haut et par bas... Il n'y avait que le premier paroxysme qui débutât par un frisson dont le retour s'observait rarement... Si la crise a été imparfaite, la maladie prend ce type d'une tierce opiniâtre accompagnée d'accidens nerveux très-graves, souvent même du tétanos, avant-coureur de la mort et de parotides, ce qui prouve assez sa malignité.

Quand il ne survenait pas des évacuations muqueuses et sanguines, c'est-à-dire une dyssenterie très-dangereuse, la maladie dégénérait en fièvre continue et devenait très-maligne. Alors la bile passait dans le sang, et *toute la superficie du corps prenait une couleur jaune foncée...*

L'auteur observe que cette maladie est sporadique dans la Grèce, la basse Hongrie, la Valachie, la Moldavie, la Bessarabie, la Crimée et le long du Caucase, en remontant jusqu'à Orenbourg; et, dans les étés chauds et secs, elle y devient épidémique dans les mois de juillet, août et septembre.

Il prétend, au reste, qu'elle n'est pas contagieuse. *Bibliothèque médicale*, avril 1810, p. 103. *Description de la fièvre demi-tierce ou hémitritée qui régna en 1806 et 1807 dans les provinces méridionales de l'empire russe;* par le Dr S. M. Minderer, etc.

vent même elle y existe toute l'année; mais qu'elle soit transportée de ce même lieu dans un autre, c'est, il faut l'avouer, ce qu'il y a de moins prouvé dans le monde, et ce qui le plus souvent est contredit par les faits.

Comment, dans cette hypothèse, la contagion exerçant ses ravages sur une ville, avec furie, en serait-elle chassée tout-à-coup, au milieu de l'été, au moment le plus dangereux, dans un pays où l'on ne prend aucune sorte de précaution contre elle? Elle ne devrait pas y laisser un individu sur pied. C'est ce qui arrive en Égypte, lorsque l'inondation transforme les marais infects en un seul et vaste lac, dont les eaux sont continuellement rafraîchies par les hautes eaux du Nil.

Pourquoi cesse-t-elle tout-à-coup à Damas, à Alep, par une extrême chaleur, si ce n'est que cette chaleur y tarit la source des miasmes, en y desséchant les terres et les marais?

Le retour des eaux d'un côté, leur éloignement de l'autre, conduisent des deux parts aux mêmes fins, et coopèrent aux mêmes effets.

Le fléau disparaît ou se montre, selon que les causes qui le produisent disparaissent elles-mêmes ou se montrent de nouveau, et cela est si vrai, qu'il n'y a pas jusqu'aux vents auxquels la maladie n'obéisse. Nous avons vu un vent de nord l'augmenter à Marseille. M. Larrey nous assure positivement qu'en Syrie les vents en diminuaient d'abord les effets, et *les faisaient même disparaître, s'ils régnaient long-tems* (1).

(1) *Relation chirurgicale de l'armée d'Orient*, in-8°, p. 134 à 135.

Quoi ! la maladie est contagieuse ! un atôme de coton ou de laine proprement emballé, peut la transmettre à mille lieues de la ville où elle a pris naissance, et un vent de huit jours, une inondation ou une sécheresse (qui, d'après vous, doivent en augmenter les effets) l'expulseront tout-à-coup de ce premier foyer?....

A Alexandrie aussi, l'on prétendait que la peste y était apportée par les bâtimens du commerce qui y arrivaient de Constantinople (1), et cependant, elle ne s'y est pas moins manifestée aux époques où elle avait coutume d'y paraître chacune des années pendant lesquelles les Français ont occupé ce pays-là.

Y arrivait-il alors des vaisseaux de Constantinople? c'est par-là, disait-on, c'est par ce point qu'elle ne manque jamais de faire son entrée en Égypte. Et pourquoi par-là? — Parce que les eaux se retirent d'abord des points les plus éloignés de leur cours, pour rentrer peu à peu dans leur lit ordinaire.

L'inondation est-elle très-forte, plus de terres sont inondées, plus d'eaux sont laissées stagnantes. Alors, la peste devient plus générale; elle pénètre dans le Saÿd. La crue des eaux est-elle plus faible, une grande partie du pays en est alors préservée. Y a-t-il rien de plus positif, de plus simple, de plus conforme à la marche des miasmes et à leur formation? Veut-on des preuves plus positives encore, et des assertions plus précises, qu'on lise avec attention tout ce que les médecins français et ceux de l'armée an-

_____

(1) *Voyez* Volney, Savary, et tous ceux qui ont parlé de l'Égypte.

glaise nous ont transmis sur l'Égypte et la Syrie : à chaque feuillet, à chaque ligne, on y en trouvera de nouvelles.

Le 12 vendémiaire an XII (1), une femme, à Damiette, est saisie d'une fièvre violente, accompagnée d'un bubon..... Elle guérit sans que la maladie se *communiquât à aucune des personnes qui l'avaient soignée.*

Le même jour, dans la même ville, un garde magasin des vivres est attaqué d'ue fièvre violente. Le 18 il meurt..... *Le directeur de la poste militaire de Damiette avait couché avec lui le premier jour, il n'en fut pas même incommodé.*

On ne peut contester, dit M. Larrey (2), que la peste ne soit épidémique et contagieuse....., Je ne pense pas cependant que la peste se communique, *lorsqu'elle est légère et dans la première période. Je ne crois pas non plus qu'on ait à la craindre, en touchant du bout des doigts le pouls des malades, en leur ouvrant ou en leur cautérisant les bubons....* Les convalescens de cette maladie, ou ceux qui ont de *simples récidives, ne la communiquent point.*

La peste se déclara *en même tems,* dit M. Mac Grégor (3), dans l'hôpital du régiment de Roll, dans celui du régiment de Dillon, à Rahmanie, et sur la flotte près d'Aboukir, *sans qu'on pût remonter à la source de cette contagion.* (Il est bien clair qu'il n'y en avait pas, puisqu'elle se déclare simultané-

---

(1) *Histoire de l'armée d'Orient,* par M. le Dr DESGENETTES.
(2) Pages 140 et 141.
(3) *Bibliothèque Britannique,* t. XXVIII, p. 366.

ment sur un très-grand nombre d'hommes placés à des distances considérables).

Il est difficile de reconnaître la voie par laquelle la contagion se répand et se propage, dit M. Pugnet (1); nous n'avons à cet égard que des probabilités, il est vrai, fondées sur des observations, mais *sur des observations qui supposent plutôt le fait qu'elles ne le démontrent.*

Nous pourrions parler d'une peste bien plus récente encore, celle d'Odessa en 1812, dont M. Pictet a lu une relation à l'Institut ; mais ce serait se livrer à de continuelles répétitions; il est tems de terminer ce chapitre, déjà beaucoup trop long; nous ne nous permettrons qu'une ou deux citations sur la position particulière de cette ville et celle de Constantinople. Elles nous montreront combien il faut être réservé sur les assertions de la plupart des auteurs à cet égard, et combien il importe de discuter avec scrupule ce qu'ils affirment quelquefois avec le plus d'assurance.

M. Clarke, malgré la sévérité avec laquelle il a parlé de toutes les contrées où il a passé avant d'arriver à Odessa, nous dit, pag. 98, tom. III (2) : Cette ville, située près de la côte, est fort exposée aux vents, *l'air passe pour y être très-pur et serein.*

Quelques lignes plus haut, il nous avait dit, p. 94, que les eaux du Don, du Kuban, du Phase, du Dnieper, du Dniester, du Bog, du Danube et de plusieurs autres fleuves qui ont tous leur embouchure à peu de distance les uns des autres, se répandent sur une immense surface de terres basses, et croupissent dans

(1) *Mémoires sur les fièvres du Levant,* p. 174.
(2) De l'ouvrage déjà cité.

dés marécages, au milieu d'un nombre infini de roseaux et de plantes aquatiques.

Et plus loin, p. 294, dans l'extrait du Voyage de
Thomas Mac Gill :

« Le port d'Odessa est situé à l'ouest d'un golfe
» vaste et commode, éloigné de 40 *werts* (une lieue)
» du Dniester. Près du grand môle s'élève le laza-
» reth, précaution qu'exige nécessairement les rap-
» ports inévitables de cette ville avec la capitale de
» la Turquie. On a le projet d'y construire encore de
» très-grands magasins destinés à purifier les mar-
» chandises. »

Pag. 269 : *L'air d'Odessa est parfaitement sain....*
La mer, mais surtout les *grands étangs du voisinage,* donnent en abondance une variété infinie de
poissons......

Tout le monde sait combien l'on vante la situation
et la salubrité de l'air de Constantinople; j'ai resté
long-tems sans pouvoir rien lire de particulier à ce
sujet. Voici ce que j'ai trouvé dans le Voyage de
M. Olivier :

Tom. 1, p. 55 : « Le silence qui règne partout dans
» les campagnes aux environs de Constantinople, la
» nudité des champs, la culture des terres extrême-
» ment négligée, l'abandon total de quelques-unes,
» annoncent plutôt un pays dévasté ou les confins
» stériles d'une province éloignée des routes, que les
» approches de la capitale d'un grand empire..... »

Ibid. « ....On chasse aussi aux canards et aux
» sarcelles, pendant l'hiver, sur les bords du lac
» très-poissonneux connu sous le nom italien de
» *Ponte Picolo.* » Et en note : « Ce lac a pris ce nom

» du pont établi sur la partie étroite qui communique
» avec la mer. A quelques lieues de là, il y a un au-
» tre lac nommé par la même raison *Pontegrande,*
» *Buyuktchesnée.* »

Quel est celui qui sera allé à Rome et qui ne se
rappellera pas ses environs à cette description, ses
champs abandonnés, ses eaux stagnantes, ses ruisseaux encombrés et sans écoulement, jusqu'à ses
étangs pestiférés d'Ostie et de Maccarese?

Continuons.

Pag. 73. « Après deux heures de marche nous ar-
» rivâmes à Belgrade, petit village où les ambassa-
» deurs passaient l'hiver autrefois, mais qu'ils ont
» abandonné peu à peu, parce que l'air est devenu
» malsain depuis qu'on néglige d'entretenir et de net-
» toyer le petit lac qui se trouve près du village. »

Pag. 97. « La difficulté de se rendre à Constanti-
» nople lorsque le tems est mauvais (des Iles des
» Princes), a fait préférer aux ambassadeurs le séjour
» de Bellegrade, de Tarapia et de Buyukdéré, où l'air
» est moins pur, moins sain, et où la peste se montre
» le plus souvent..... »

Et plus loin, pag. 139 :

« ....Car il paraît démontré que l'air ne trans-
» met pas la peste, et qu'elle ne se propage que par le
» contact.....

» .... Aucune ville n'est plus exposée à la peste
» que Constantinople; et cependant, ainsi que nous
» l'avons exposé plus haut, l'air y est sain, et
» l'on ne voit aux environs ni marécages ni lieux in-
» fects...... »

CHAPITRE VIII.

ÉPIZOOTIES.

Les maladies règnent d'une manière générale sur
les animaux comme sur les hommes; les mêmes
principes qui causent les unes semblent devenir le
principe des autres. Elles naissent aux mêmes époques,
finissent dans les mêmes saisons : elles ont des commencemens insensibles, prennent un accroissement
sérieux, diminuent et disparaissent peu à peu :
quelquefois, au contraire, c'est tout-à-coup qu'elles
sévissent avec fureur; elles frappent inopinément
les animaux, comme la peste frappe les hommes,
s'abaissent subitement, quelque tems après, affectant,
pour ainsi dire, un caractère intermittent, et s'a-
daptant toujours à la température, à l'état des lieux,
aux vents, aux degrés de la sécheresse, de l'humidité
ou de la chaleur. Ce sont constamment des émanations délétères dont on finit par reconnaître la présence et les effets. Elles ont les mêmes préservatifs
généraux; la réclusion en est un des plus assurés :
la rosée, la fraîcheur du matin et du soir sont
également dangereux; le changement d'habitation
et le transport dans les lieux élevés les guérissent
enfin, de même que les maladies épidémiques. Celles-
ci présentent, en diverses saisons, des apparences
différentes, simples et bénignes, bilieuses ou putrides,
malignes ou catarrhales ou inflammatoires, suivant

les saisons et les degrés de la chaleur de l'atmosphère.
Il est rare que les unes se soient manifestées sur une
espèce, d'une manière bien générale, sans en affecter
en même tems beaucoup d'autres; il y a des cas
néanmoins où elles ne semblent sévir que sur une
seule espèce d'animaux, et épargner tous les autres,
comme certaines races d'hommes semblent également
être moins exposées que d'autres aux maladies de
mauvais air.

Tant de rapprochemens et d'analogies ne peuvent
exister sans en faire supposer beaucoup d'autres;
nous verrons que les animaux retenus et entassés
dans les étables sales, peu aérées, y contractent
aussi des maladies semblables à celles des prisons;
qu'elles y prennent une marche qui simule celle des
maladies contagieuses. Nous verrons enfin qu'on n'a
pas bien déterminé encore la propriété contagieuse
de beaucoup de maladies épizootiques, et qu'il nous
reste encore, à cet égard, une foule de faits qui
exigent, pour être éclaircis, de nouvelles expériences,
et un nouvel examen.

Plus heureux, en ce point, que nous ne pourrions
l'être, en traitant des maladies épidémiques, nous
avons, du moins, la ressource de proposer des doutes
faciles à vérifier par des expériences, sans encourir
le blâme de proposer des choses infaisables : nous
avons enfin l'avantage précieux, en perspective, de
conclure, avec certitude, par analogie, des maladies
épizootiques aux maladies épidémiques, après avoir
conclu, par analogie, des maladies épidémiques aux
maladies épizootiques.

Tant de témoignages se réunissent pour prouver

que les animaux sont exposés à des maladies générales dépendantes des mêmes causes ou de causes analogues à celles qui affectent l'espèce humaine, que nous livrer à cette énumération, serait faire parade d'une érudition tout-à-fait inutile.

Il est rare que des maladies épidémiques se soient manifestées d'une manière bien générale sans que l'on ait observé certaines maladies correspondantes dans les animaux. Souvent elles attaquent les animaux et n'attaquent pas les hommes; souvent aussi on les a vues affecter, en même tems, un très-grand nombre d'espèces différentes : les hommes, les chiens, les chats, les moutons, les chevaux, les oiseaux même.

Cela dépend-il d'une qualité particulière des miasmes? cela est possible, probable même. Il faut convenir néanmoins que rien jusqu'ici ne le prouve d'une manière péremptoire.

On a dit que la ciguë ordinaire, qui fait mourir les vaches, sert de nourriture aux chèvres;

Que le napel ou aconit, qui ne fait aucun mal aux chevaux, tue la chèvre;

Que le persil tuait les perroquets et nourrissait les porcs;

Que le poivre, enfin, faisait mourir les cochons et ne produisait point cet effet sur les brebis.

Supposons que tout cela soit bien exact; l'on ne pourrait peut-être pas encore rigoureusement en inférer que les miasmes sont d'une nature différente lorsqu'ils attaquent une espèce et semblent ménager l'autre; car cet effet peut dépendre de la dose du poison nécessaire, telle espèce en exigeant une plus forte ou une plus faible, selon la plus ou moins grande dose de principe de vie dont elle est animée. Elle peut dépendre encore des mœurs et des habitudes de l'animal, soit à l'état sauvage, soit à l'état de domesticité.

La chèvre aime les lieux élevés; elle s'y tient habituellement et par choix; elle y sera moins sujette au mauvais air que tel autre animal qui se plaira dans les plaines. Il en est de même de la plupart des oiseaux entre eux : ceux qui couchent à terre seront plus exposés aux maladies que ceux qui se perchent sur les arbres; et, si les miasmes ne sont pas en très-grande abondance, si, lorsqu'ils tombent et se réunissent à la surface de la terre, ils ne forment pas des couches épaisses et élevées, alors il n'y aura que les animaux qui, par leur taille, ou pour chercher leur nourriture, s'y trouvent plongés, qui les respireront.

Nous avons exploité, pendant long-tems, des terres assez considérables dans une vallée du département de la Drôme, où nous avons été à même d'observer et d'étudier avec soin plusieurs maladies des bestiaux. Voici quelques faits qui commencèrent à jeter des doutes dans notre esprit, sur la propriété contagieuse de plusieurs de ces maladies.

L'hiver de 1804 avait été très-pluvieux; les chaleurs du printems très-précoces : de grosses pluies néanmoins et la chaleur se prolongèrent pendant cette même saison et une grande partie de l'été.

Nous avions un troupeau de cinq cents bêtes à laine. Le 3 juin, au matin, les bergers trouvèrent une brebis morte derrière la porte de l'écurie. On ne s'était point aperçu la veille qu'elle eût été incommodée; l'on attribua sa mort à quelque accident.

Le 5 on vient nous avertir qu'il y en a deux autres : nous les fîmes ouvrir. Des portions de membranes de leurs estomacs étaient rouges, et l'on aper-
cevait çà et là, sur le trajet des intestins, des points
noirs, comme sphacelés ; la rate était très-gonflée,
distendue, facile à déchirer, remplie d'un sang noir ;
et la peau enlevée présentait, à l'intérieur, des échymoses, comme si on les eût maltraitées à coups de bâton. Le foie ne participait que très-peu à l'état de la
rate ; les poumons étaient parfaitement sains. On
voyait un peu d'emme à la bouche, et quelques gouttes
de sang vers la partie correspondante à l'autre extrémité de l'animal.

Tous ces symptômes réunis annonçaient une maladie très-dangereuse, connue sous le nom de *deissa-
bat* et aussi dans les auteurs sous celui de sang, de
rate, maladie rouge, pissement de sang, et signalée
comme éminemment contagieuse.

Sur-le-champ nous ordonnâmes des fumigations
d'acide muriatique oxigéné ; nous y soumîmes ensuite
chaque bête, pour ainsi dire une à une, dans un endroit particulier.

Le 6, quatre morts nouvelles ; le 8, il en périt trois
dans les champs et autant dans les écuries. Nous fîmes
évacuer celles-ci ; nous formâmes un parc en plein
air. Nous entreprîmes des remèdes ; et, comme il eût
été trop dispendieux de les administrer à tous les animaux indistinctement, nous gardâmes ce qu'il y avait
de plus précieux et renvoyâmes les rebus à une autre
ferme.

Les remèdes n'opèrent aucun effet ; la mortalité
augmente depuis que les bêtes sont en plein air, et

devient effrayante. On en voit qui paissent avec avidité, forts et vigoureux, s'arrêter tout-à-coup, chanceler, rendre du sang par l'anus, tomber convulsivement, écumer, et mourir en peu de minutes.

Nous apprenons, au bout de quelques jours, que la partie du troupeau envoyée dans une autre ferme, à qui l'on n'avait fait aucun remède, est sans malades et n'a pas perdu un seul individu. Nous nous décidons à faire partir aussi ce qui nous restait : nous l'envoyons dans une commune où il y a des pâturages élevés et sains. Les habitans s'épouvantent ; on chasse ce troupeau : la crainte de la contagion le fait repousser de deux autres lieux. Enfin, il trouve un refuge dans une montagne escarpée et déserte ; mais déjà la maladie n'existait plus, et nulle part il ne l'avait propagée sur son passage.

Nous venions de perdre cent vingt-cinq bêtes des plus précieuses, précisément par les moyens que nous avions jugé les plus propres à les sauver. Nous pensâmes que la cause de cette maladie pouvait bien être dans l'air, et moins contagieuse que nous ne l'avions cru. C'était cependant la même que nous voyons décrite comme essentiellement contagieuse ; nous nous étions conduits en conséquence : nous apprîmes, à nos dépens, qu'il pouvait être dangereux de croire, sur parole, à cette propriété redoutable.

Dès ce moment nous soupçonnâmes qu'il y en pouvait avoir d'autres où l'on s'y serait également trompé. Nous examinâmes, avec une scrupuleuse attention, les lieux où avait régné celle-ci : nous vîmes qu'ils étaient bas, près d'une rivière qui a un lit fort étendu, et principalement dans la direction

12

d'un vent de sud-ouest qui passait sur un marais au bord de cette rivière et en apportait les miasmes.

Nous avons déjà parlé d'une épizootie (1) qui fit périr, en 1711, plus de quatre-vingt-dix mille bêtes sur les côtes de la Méditerranée.

Cette maladie portait tous les caractères de celle qui est connue sous le nom de *pourriture*, qualifiée aussi du nom de *cachexie aqueuse*. Tous ceux qui en ont écrit affirment que ses principales causes dépendent d'une excessive humidité, et de la qualité aqueuse des plantes. Les pays où nous l'avons observée, en 1812, se prêtaient merveilleusement à cette explication.

Le Delta, compris entre la mer actuelle et les collines de cailloux roulés de la Croux et de Saint-Gilles, à droite et à gauche du Rhône, était évidemment autrefois un fond de mer, qui a été successivement, mais imparfaitement, atterré par les alluvions du fleuve : il est encore rempli d'eaux stagnantes.

Au-delà d'Aigue-Mortes et de Montpellier, les dernières ramifications des Cévennes viennent se terminer à quelque distance de la mer, et laissent, entre elles et la côte, des terres basses remplies aussi d'étangs et de marais.

On conçoit qu'un tel pays, tout comme le Delta d'Égypte, tout comme celui du Tibre et tous ceux des grands fleuves qui se jettent à la mer, doit être extrêmement insalubre, et presque inhabitable, pendant une grande partie de l'année. La plupart des terres en sont incultes ; et, comme la température y

(1) *Recherches sur les maladies épizootiques,* Chap. Ier.

est très-douce, il arrive, chaque année, une quantité prodigieuse de troupeaux, qui, des pâturages élevés des Cévennes et des Alpes, y viennent prendre leurs quartiers d'hiver. Ce sont là les seuls troupeaux transhumans qui soient traités en France à la manière de ceux d'Espagne.

M. Meyer, maréchal vétérinaire à Arles, qui a publié un journal de ses observations sur cette épizootie, en attribue la cause à l'altération des pâturages, à l'étiolement et à la rouille des herbes, à leur qualité aqueuse et leur excessive humidité.

M. Leschenault, inspecteur-général des dépôts de béliers, a aussi publié une notice, à ce sujet, par ordre de S. Exc. le ministre de l'intérieur.

Il admet toutes les causes données par M. Meyer, et observe, de plus, que les bergers ont fait manger, avant le soleil, ces herbes humectées par la rosée et les gelées blanches; qu'ils ont fait paître les troupeaux jusque sur le bord des marais, et leur ont laissé boire l'eau stagnante des fossés et des flacques, non renouvelés depuis l'automne. Il les accuse, ailleurs, de la mauvaise tenue des bergeries, etc. etc.

Cependant, sur les hautes montagnes des Alpes, couvertes de bois et de pâturages, les moutons y sont continuellement dans les brouillards; pendant l'automne ils s'y nourrissent d'une herbe constamment humide et mouillée. Il y fait souvent très-chaud pendant le jour, très-frais pendant la nuit : les troupeaux y sont toujours en plein air; les herbes s'y couvrent de rosée. Cependant ils s'y conservent en santé, et n'y contractent jamais la maladie qui les avait affectés à leur arrivée sur la côte. Ce n'est donc pas l'humidité, proprement dite, qui la leur donne, ni l'herbe mouillée par la rosée, ni la chaleur du jour, ni la fraîcheur des nuits, ni l'abondance d'une nourriture aqueuse.

Nous remarquons, en second lieu, que ce n'est pas dans ces circonstances seulement que les moutons prennent la *pourriture*, puisque cette maladie est enzootique dans les terres basses, dans le fond des vallées, quelle que soit la sécheresse ou l'humidité de la terre ou des herbes.

La seule différence que nous ayons su distinguer entre ces pâturages des plaines basses et ceux des hautes montagnes, est dans la salubrité de l'air. Il était donc plus probable de supposer qu'elle était due aux miasmes qui s'élèvent des marais, et c'est ce que nous avons suffisamment prouvé dans nos premières expériences (1). Ici les moutons respirent les miasmes délétères; ils les avalent avec la rosée; leurs naseaux, toutes les parties de leur corps s'en imprégnent aux premières approches de la nuit. Là, aucune des causes qui produisent ces miasmes n'existant, ils bravent impunément toutes celles auxquelles on a attribué la maladie.

Ces considérations reçoivent d'autant plus de force que M. Meyer d'abord, et M. Leschenault après lui, ainsi que tous ceux qui ont parlé de cette épizootie, s'accordent à dire que la chaleur s'est prolongée, en 1811 (2), fort avant dans le mois de décembre; que les vents de sud ont régné presque constamment pen-

(1) *Recherches sur les maladies épizootiques*, Chap. Ier.
(2) *Voyez* la Table météorologique ajoutée à la brochure de M. Meyer.

dant toute cette fin d'année, ce qui est positivement opposé à ce qui arrive dans les années ordinaires, ou c'est un vent de nord froid et très-impétueux, connu sous le nom de *mistral,* qui, bien loin d'apporter les miasmes sur la côte, les entraînent, au contraire, sur la pleine mer.

Nous apprîmes des habitans du pays qu'en été le pissement de sang, le sang de rate, règne épizootiquement sur les troupeaux qui restent pendant l'été dans la Camargue et les environs.

Les chevaux et les mulets souffraient aussi, lors de notre passage à Arles, d'une épizootie de fièvres charbonneuses, qui s'était propagée même dans le haras, et nous sommes extrêmement portés à croire que toutes ces maladies sont des fièvres de mauvais air, portées à leur plus haut degré. La *cachexie* serait ainsi la suite d'une fièvre simple produite, en hiver ou au printems, par une plus petite quantité de miasmes, ou par des miasmes moins méchans que ceux de la saison des chaleurs, comme la fièvre jaune, les ataxiques, la peste, qui succèdent aux intermittentes simples et bénignes.

M. Teyssier, qui a parfaitement décrit la maladie connue sous le nom de *pissement de sang,* et observé, avec sagacité, les principales circonstances qui l'accompagnent, remarque qu'elle est dans toute sa force aux mois de juillet et d'août; qu'elle décline en septembre; qu'elle tue un grand nombre de bestiaux les jours très-chauds et orageux; que la mortalité se ralentit par un tems frais et après des pluies; tous faits qui s'expliquent avec facilité par les principes que nous avons établis.

Ce même auteur décrit une autre maladie des moutons, dont on n'avait point encore parlé, laquelle semble particulière à quelques cantons du Roussillon. Il nous apprend, avec son exactitude ordinaire (1),

Que la partie du Roussillon qui y est le plus exposée est celle qui porte le nom de Salanque, située dans le voisinage de la mer, et que là, cependant, il y a des communes qui en sont exemptes.

Le voisinage de la mer indique un terrain bas et rapproché des marais de la côte.

Les villages privilégiés sont, à coup sûr, plus élevés; leurs terres ont plus d'écoulement, ou sont abritées des vents de mer, qui portent ailleurs les miasmes de la côte.

Il ajoute : *Les animaux qu'on achète dans ce pays, une fois qu'ils en sont sortis, ne sont plus attaqués de la falère , qui paraît être l'effet d'une cause inhérente au local... La falère attaque les bestiaux en tous tems, mais surtout en automne et au printems.*

Ils n'en sont plus attaqués, par la raison qu'ils ne sont plus soumis aux mêmes causes. La saison du printems et celle de l'automne sont aussi celles où se font sentir les fièvres intermittentes, dans les pays où, comme celui-ci, la sécheresse de l'été, desséchant les eaux peu profondes et les terres mouillées, arrête les maladies, jusqu'au moment où les pluies chaudes de l'automne rappellent promptement, à la fermentation, les matières à demi-putréfiées des

(1) Voyez l'*Instruction sur les bêtes à laine*, publiée par ordre du ministre de l'intérieur, p. 256-260.

étangs et des marres. L'auteur confirme pleinement
cette supposition par ce qui suit :

*La falère se manifeste dans les parties du pays
qui ne sont ni mouillées habituellement, ni sèches,
mais qui ont, de tems en tems, de l'humidité.....
lorsqu'on a mené inconsidérément les troupeaux
sur les prairies, après des pluies ou de grandes rosées, avant que le soleil les ait dissipées..... Elle
était plus fréquente quand le vent marin soufflait et
répandait de l'humidité dans l'air et sur les plantes,*

C'est-à-dire quand il apportait avec lui les miasmes
de la côte, ou qu'il occasionait de fortes rosées, ou
qu'il amenait la pluie qui remplit les marres d'eaux
croupissantes.

M. Poulet, à qui nous devons un ouvrage sur les
maladies épizootiques rempli d'érudition, et dans lequel sont consignés une foule de faits importans, s'est
élevé, avec beaucoup de véhémence, contre ceux qui
ont cherché des causes aux maladies épizootiques. Il
affirme que ces maladies générales peuvent exister et
existent souvent sans la moindre altération dans l'air
ou dans les eaux, mais dépendant, la plupart du
tems, des progrès d'une contagion rapide qui les trans-
met d'un pays à l'autre, sans qu'il existe pour cela la
moindre altération dans les choses dont tous les animaux font usage. Il assure que cette remarque a conduit enfin les gouvernemens de l'Europe aux moyens
de mettre les hommes et les animaux à l'abri des con-
tagions (1). Il semble reprocher à Hippocrate de n'a-
voir pas reconnu la propriété contagieuse de certaines

(1) *Recherches sur les maladies épizootiques*, t. Ier, p. 14.

maladies. Un aussi grand observateur n'aurait jamais laissé passer un fait si facile à voir, s'il eût été positif.

Après avoir rendu compte de plusieurs bévues dans lesquelles il est arrivé à plusieurs personnes de tomber en voulant chercher les causes de ces maladies, il est d'avis que, pour éviter des erreurs semblables, on doit se dispenser de faire mention des causes, en parlant des épidémies.

A l'occasion d'une récompense de quatre-vingt mille francs promise par les états de Hollande, à celui qui trouverait la cause de ces épidémies et le préservatif, il dit : La proposition de ce prix est capable de faire le plus grand tort, non-seulement à la Hollande, mais encore aux autres nations, par la raison qu'elle suppose possible ce qui ne l'est pas, et qu'elle invite à des recherches infructueuses les physiciens, qui y perdent un tems précieux ; et qui, à force d'être trompés, peuvent enfin tromper les autres à leur tour (1).

Il n'y a, en effet, dans toutes les maladies pestilentielles, soit dans l'espèce humaine, soit parmi les animaux, que les secours politiques, bien concertés, et combinés avec ceux de l'art quelquefois, qui sauvent les uns et les autres ; et le plus grand des malheurs, dans des circonstances semblables, c'est d'écouter les gens à système, qui font dépendre toutes les maladies épidémiques de l'air. Alors, on perd de vue le véritable foyer, on perd son tems à systématiser, on perpétue les erreurs, et on dépense un argent immense en bois et en fumigations (2).

(1) *Recherches sur les maladies épizootiques*, t. II, p. 77.
(2) *Id.* t. II, p. 230.

Pourquoi cet auteur-ci, et en général ceux qui ont traité le même sujet ont-ils adopté un semblable langage? Pourquoi sont-ce principalement les médecins qui font ainsi des sorties contre ceux qui élèvent des doutes sur la propriété contagieuse de quelques maladies? Pourquoi cherche-t-on à ridiculiser? Pourquoi s'est-on porté jusqu'à des invectives contre ceux qui, ne trouvant pas les observations sur lesquelles on s'appuie pour la prouver, suffisantes, ont cru voir d'autres causes?

Mettons à part toute idée qui semblerait supposer chez quelques-uns un intérêt mal entendu : l'amour-propre vraisemblablement doit en avoir été le premier mobile.

Dans les grandes calamités publiques, il faut donner une cause à tout : on eût été honteux de ne point en offrir. La plupart, jusqu'à présent, ont paru ridicules ou n'ont pu se prouver; celle-ci, au contraire, est réelle, dans quelques cas particuliers; elle peut se soutenir, tant bien que mal, dans une foule d'autres. L'amour-propre nous montre d'abord notre honneur intéressé à la défendre; mais ensuite cette croyance, généralement répandue, sucée avec le lait, est devenue un préjugé, et les préjugés sont inattaquables auprès de la plupart des hommes. Nous ne nous expliquerions peut-être pas avec cette liberté, si nous ne connaissions d'excellens esprits, appelés, par état, à s'occuper de ces matières, auxquels nous avons souvent entendu répéter, avec une franchise et une loyauté qui les honore, que la propriété contagieuse était pour eux un mystère inexplicable.

M. Paulet a fait preuve d'érudition en recueillant et nous mettant sous les yeux tout ce qui avait été écrit sur les épizooties. Sa compilation est une des plus exactes que nous connaissions; mais elle pêche par l'esprit de prévention avec lequel elle est écrite. Ses connaissances ne paraissent pas au niveau des lumières du tems où il écrivait. Il est évident, en même tems, qu'il manquait de jugement, et qu'il combinait mal les matériaux de ses idées. Il montre, en plusieurs endroits, la crédulité la plus singulière, et, en d'autres, il allie les faits les plus contradictoires.

Qu'y a-t-il, par exemple, de plus inconséquent que de supposer qu'on puisse empêcher toute communication d'un pays avec un autre, par des cordons de troupes, lorsqu'il admet que cette communication a lieu très-souvent par des chiens, par des ours, des lapins, des oiseaux, des insectes même et des mouches; lorsque cette supposition, considérée d'une manière absolue, simplement quant aux hommes, est inadmissible, attendu qu'il serait impossible de l'empêcher, quand même les divers postes se toucheraient?

Quoi de plus contraire à l'expérience, aux faits et à sa théorie elle-même, que ce qu'il dit de la marche constante des épidémies d'Orient en Occident, et qu'il contredit lui-même, en divers endroits, en la faisant passer d'Espagne en France, de Suède en Russie, et descendre en Danemarck et en Allemagne, en la faisant paraître tout-à-coup et simultanément en diverses contrées, etc. etc.?

Quelquefois il paraîtra croire qu'on peut répan-

dre, méchamment et à volonté, des maladies pestilentielles sur les pâturages (1).

D'autres fois, il affirmera que les acides minéraux
les plus concentrés ne peuvent pas détruire le levain
contagieux attaché aux étoffes (2).

Là, il admettra que les maladies peuvent se propager par les mouches et les piqûres des frélons (3).

Ailleurs, il tire un argument contre l'insalubrité
présumée de l'air d'une maladie qui avait affecté les
poissons du lac de Constance (4).

Il ose dire, sans faire aucune exception, que le
Languedoc est la province la plus salubre et où l'on
jouit de l'air le plus pur en tout tems (5).

Il conseille de répandre du vinaigre, du sel et du
soufre sur les pâturages, pour les purifier (6); dans
un autre endroit, de l'huile.

Nous ne finirions pas si nous faisions état de toutes les niaiseries et de tout ce dont il a ainsi souillé un
travail d'ailleurs estimable sous beaucoup d'autres
rapports; nous n'en eussions pas même fait mention
s'il n'était souvent cité comme autorité et s'il ne
nous eût paru nécessaire de faire justice des principes
d'intolérance que cet auteur ne cesse de professer,
principes qui sont toujours condamnables, parce
qu'ils s'opposent directement aux progrès des connaissances.

(1) *Recherches sur les maladies épizootiques*, t. II, p. 77.
(2) *Id.* p.
(3) *Id.* p. 144.
(4) *Id.* p. 155.
(5) *Id.* p. 156.
(6) *Id.* p. 213.

Examinons les faits mêmes, les argumens qu'il a donnés en faveur de son opinion favorite.

En 1711, il y eut une peste sur les bestiaux, qui ravagea l'Italie et une grande partie de l'Europe. Lamisi, Ramozini, Valisnieri, Cogrossi, Morandi, Nigrisoli, en ont traité à l'envi.

Suivant Ramozini (*Lib. VI, Obs. 25, in Schol.*), tout le mal fut attribué à un bœuf venu de Dalmatie, qui, s'étant égaré dans la campagne des états vénitiens, fut trouvé par un domestique du comte Boromée, et mis avec d'autres dans une étable, où l'on prétend qu'il mourut quelques jours après.

On n'avait observé, en Italie, aucune altération dans l'air, les eaux et les pâturages; les saisons avaient été belles, et l'on fut convaincu que le premier foyer du mal avait été le fatal bœuf amené de Hongrie.

Cependant il est dit que le comte Boromée avait remarqué, que, *sans aucune communication visible d'un troupeau voisin à l'autre, le mal avait passé dans des lieux éloignés, quoiqu'il y en eût d'interposés qui n'étaient point attaqués.*

Lamisi (1), en vrai docteur scholastique, et contre son grand sens ordinaire, lui répond que la contagion s'est opérée par des étoffes, des habits, voir même, s'il le faut, par toute espèce d'animaux qu'on voudra; et il s'appuie d'observations semblables, faites plusieurs fois, en tems de peste, parmi les hommes. Nous savons ce qu'il faut penser de ces observations.

(1) *Recherches sur les maladies épizootiques,* t. Ier, p. 130.

Ici, cette seule supposition d'un bœuf égaré, trouvé dans la campagne, est une supposition qui n'est nullement prouvée, sujette à mille objections, et qui semble purement gratuite. Elle ressemble en tout à ces mille et une fables que le vulgaire ne cesse d'inventer, et que les médecins ont soin d'accueillir et d'entretenir.

Une maladie qui attaque les bestiaux simultanément, en plusieurs lieux éloignés, qui en épargne d'intermédiaires, il est absurde de croire à la possibilité d'un transport aussi subtil et si prompt; il est clair, au contraire, que les mêmes causes développent le mauvais air instantanément dans un même pays; qu'il affecte plus particulièrement certains lieux; qu'il en épargne d'autres, plus favorablement situés. Cette explication est simple; elle se voit, elle se sent, si l'on peut s'exprimer ainsi.

L'auteur ajoute : Le Piémont s'était garanti, en 1711; mais en 1714, il commença à éprouver les atteintes de la contagion, et perdit, cette année-là, près de soixante-dix mille bêtes. De là, elle passa en France, en Hollande; le commerce l'introduisit en Angleterre.

On lit dans les *Transactions philosophiques*, n° 358, que le gouvernement anglais ne vit pas d'autre moyen d'en arrêter le cours et de garantir le grand nombre de bêtes saines qui en étaient menacées, que d'immoler toutes celles qui étaient infectées, en suivant l'avis que Lamisi avait donné à sa patrie.... Batz, envoyé à Midlesex, Essex, et Sussex, y fit assommer plus de six mille bêtes.... l'expérience, y dit-on, ayant appris depuis que le massacre des ani-

maux pestiférés est l'unique moyen de faire cesser
entièrement la contagion (1).

On voit ici, de plus en plus, combien les faits
sont mal établis et les raisonnemens absurdes et contradictoires.

Quoi ! le Piémont, qui est très-rapproché des états
vénitiens, avait pu se garantir de la contagion pendant quatre ans, de 1711 à 1714, et vous venez
d'admettre que la communication s'était faite dans
des lieux éloignés de ces mêmes états, presque instantanément ! Vous croyez que des hommes, des habits, des animaux, des oiseaux, peuvent la transporter, et vous affirmez que le Piémont a pu s'en
défendre pendant si long-tems ! Combien tous ces
raisonnemens paraissent absurdes, quand on les ap-
profondit, et à quelles conséquences déplorables ne
voit-on pas qu'elles mènent. On assomme impitoya-
blement des animaux utiles, dont la plupart ne sont
pas même atteints de la maladie; on les enlève à l'a-
griculture, et l'on se prive gratuitement de leur
chair comme nourriture. On ne sait de quoi s'affliger le plus, en lisant de pareils faits, ou de la faiblesse du jugement des hommes, dans les choses les
plus essentielles, ou des conséquences fâcheuses, résultats inévitables de la faiblesse de ces jugemens.

Paulet nous donne, quelques pages plus loin, une
preuve bien extraordinaire de cette force de la prévention et des préjugés.

Deux allemands (*Hist. feb. catarrh.* Cav. Fred.
Lewand. *Gœlic med. de Luc. cont.* Bonil. *Francf.*

(1) *Recherches sur les maladies épizootiques*, t. Ier, p. 142.

in-4°, 1739) donnent l'histoire d'une épizootie sur-
venue en 1729. Après des pluies continuelles, un catarrhe universel affligea l'espèce humaine dans toute
l'Europe.

L'un d'eux ne voit d'autre principe de la maladie
qu'un miasme très-subtil et très-contagieux, qui in-
fectait le sens... Il ne sait comment concilier les phénomènes qui se présentent avec les causes que la plupart des physiologistes admettent.... Comment expliquer, par exemple, dit-il, pourquoi une mauvaise
rosée, qui infecte des pâturages immenses, ne donne
la peste qu'à *un bœuf, qui la communique à tous
les autres?* (Chap. Ier. Voy. pag. 148 et suiv.)

Voilà évidemment un homme embarrassé d'entrer, avec un long bâton, par une porte ouverte à
deux battans, parce qu'il n'a jamais su le présenter
qu'en travers.

Les doutes que nous avons élevés, relativement
au fait cité du bœuf du comte Boromée, sont bien
fortifiés par ce que M. le marquis de Courtivron nous
apprend sur la manière dont se fit le transport d'une
maladie semblable à Il sur Tille (*Mémoires de l'Académie des Sciences*). Ce furent des bouchers qui y
vendirent des bœufs suspects. Mais ce qu'il y a de
bon, c'est qu'on remarqua que les bœufs n'avaient
été depuis plus de dix jours dans des lieux suspects;
qu'ils avaient l'air très-bien portans, et il n'est point
dit s'ils périrent de la maladie. M. de Courtivron
fait passer le Rhin à cette maladie, en 1745, et en
attribue la propagation en France à des animaux
venus du Tyrol, conduits en Bavière, et de là en
Alsace; mais M. Paulet, pour cette fois-ci, le prend

en défaut, et lui prouve, en dépit d'une foule d'autres auteurs qui la faisaient venir du siége de Prague, qu'elle était en 1742 dans les Vosges et autres pays de la Lorraine.

Ce qu'il y a de surprenant, c'est que le marquis de Courtivron venait de faire des expériences très-curieuses, tendant à prouver que ni les peaux, ni les cuirs, ni la chair des animaux, mangés avant qu'ils soient tombés en putréfaction, ne communiquent la maladie.

Un autre fait du même genre que les deux précédens, rapportés par M. Needham (*Paulet*, t. II, p. 16 et 17), dans un Mémoire fort curieux, où il agite la question de la contagion, c'est qu'on amène quelquefois des bœufs de la Hongrie en Hollande, et que, lorsque l'épizootie y régnait avec le plus de fureur, on en avait amené vingt qui furent mis dans une même étable avec d'autres malades, et que ceux-ci ne prirent pas la maladie, phénomène qu'il attribue au grand usage du sel que ces animaux font en Hongrie.

Nous y verrions bien plutôt l'effet de l'habitude; mais ici il est évident que ces animaux ne sortirent pas de l'étable où ils furent mis en arrivant, et que, semblables au directeur et aux infirmières de l'hôpital infecté de F. J., à Ecija, la réclusion les préserva.

C'est là le phénomène qui a constamment induit en erreur. On n'a pas pu concevoir qu'une cause de maladie qui était répandue dans l'air, n'attaquait pas ceux qui restaient enfermés dans leurs maisons, ou les animaux dans leurs étables, éloignés des pâturages marécageux. Quoiqu'un grand nombre de faits s'accordent à le prouver, on s'est obstiné à les méconnaître, et l'on a mieux aimé ne considérer dans ceux qui s'isolaient, que des gens qui rompaient toute communication avec les pestiférés, que des gens qui se mettaient à l'abri des miasmes.

C'est ainsi que M. Paulet nous apprend qu'en 1745 plusieurs seigneurs du Vivarais défendirent l'entrée de leurs terres à main armée, et garantirent leurs bestiaux au milieu des ravages de la contagion.

Si elle y avait pénétré, on n'aurait pas manqué de nous apprendre par quels nombreux moyens les consignes avaient été éludées; mais la plupart des terres de ce pays étant situées sur des plateaux ou des montagnes élevées, très-sèches et très-salubres, les cordons de troupes ne pouvaient manquer d'être efficaces.

C'est ainsi que M. Paulet nous dit (t. II, p. 62) qu'une maladie épizootique contre-passa de Picardie en Champagne, s'étendit jusqu'à Charleville, et qu'une fermière de cette ville ne dut la conservation de son bétail qu'à la résistance vigoureuse qu'elle opposa à l'entrée de ceux qui venaient des endroits suspects, et en le tenant renfermé, à l'abri de toute communication extérieure; et (p. 66) qu'à une lieue de Saint-Quentin, dans le village de Mercourt, une seule métairie fut préservée en empêchant les domestiques qui en avaient soin de communiquer avec aucune autre : comme s'il était possible dans un village, de tenir les bêtes constamment renfermées et de ne leur faire prendre l'air que deux fois par jour, en ne leur donnant que des nourritures saines, et les faisant boire dans une marre particulière.

13

(P. 68.) Que les officiers de la justice de Dallon rendirent une ordonnance qui défendait aux habitans d'introduire des vaches étrangères dans la commune ; qui défendait en même tems de conduire celles de *Dallon dans les marais*, dont les pâturages sont communs avec plusieurs villages voisins (remarquez bien parce qu'ils sont *communs* et non parce qu'ils sont *marécageux*). Bientôt on apprit, ajoute-t-il, que la maladie avait gagné les villages circonvoisins, et alors on obligea les habitans de tenir leurs vaches renfermées dans les étables.... et ils eurent le bonheur de sauver tous leurs bestiaux. Mêmes précautions dans le village d'Hargicourt.

Que les princes Pamphile et Borghèse sauvèrent ainsi leurs troupeaux en Italie.

Que des villes, des seigneurs, des particuliers, qui ne sont pas de l'art obtinrent les mêmes avantages.

C'est, dans tous ces cas, et toujours, comme on voit, la réclusion qui est le préservatif le plus assuré ; mais en même tems, c'est l'espèce de ce préservatif lui-même qui trompe l'auteur et lui fait illusion sur la cause du mal, et la lui fait considérer comme inhérente à une propriété contagieuse. C'est donc, suivant lui, le fameux bœuf du comte Boromée, qui, en 1711, causa la perte de plus de vingt millions de bêtes à cornes, en Europe ; et qu'un autre, en 1745, en a fait périr plus de trois millions, en moins de dix ans. *Une seule vache*, selon lui, amenée de Flandre en Picardie, en fit périr plus de six mille, et *une autre*, en Artois, plus de cinq mille. Un seul cuir enfin, apporté de Bayonne, est peut-être la cause de la perte d'un capital de plus de quinze millions de livres (1).

En rapportant ce dernier fait, l'auteur ne pouvait pas ignorer les expériences de M. le marquis de Courtivron, puisqu'il les cite. Il savait donc que, ni des peaux, ni des cuirs, ni la chair des animaux malades ne sont susceptibles de communiquer la maladie qu'il considère comme si contagieuse (2).

C'est une contradiction inconcevable, et cependant elle est commune à beaucoup d'autres; M. Vicq-d'Azyr lui-même y est trompé. L'on est d'ailleurs fort étonné des inconséquences qui ont échappé à cet homme célèbre, et des contradictions dans lesquelles il est souvent tombé.

Il commence par nous dire (3) « que c'est à la » seule communication qu'il faut s'en prendre; c'est » elle seule qu'il faut empêcher et dont il faut dé- » truire tous les moyens.

» L'épizootie cruelle qui dévaste les provinces mé- » ridionales est venue, suivant les personnes les plus » dignes de foi, de la ville de Bayonne, par la voie » de la communication des bestiaux de Villefranche, » qui ont conduit une charrette remplie de *peaux* » *suspectes*, etc. à la tannerie d'Asparrens (4).

» Tout récemment, un maquignon a mis plus de » quinze jours à tromper les gardes et à éviter les » cordons, par des circuits et par des contours mul-

(1) *Recherches sur les maladies épizootiques*, t. II, p. 230.
(2) *Mémoire de l'académie des sciences*, année 1700.
(3) *Exposé des moyens curatifs et préservatifs, etc. contre les maladies pestilentielles des bêtes à cornes*, p. 7.
(4) *Id.* p. 8.

» tipliés, pour faire passer des bœufs suspects de
» l'Armagnac aux environs de Bayonne (1).

» Dernièrement, plusieurs bestiaux ont été infec-
» tés près de Castel-Jaloux, par le cadavre d'un veau
» mort de la maladie régnante, et que l'on a trouvé
» dans la forêt (2). »

Et comment savait-on qu'il était mort de la maladie? Comment pouvait-on avancer ainsi ce fait,
avec tant de légèreté, lorsque, quelques pages plus
bas, on nous dit : « La maladie ne se communique
» pas par le moyen des cuirs frais, ce que M. de
» Courtivron a dit avant moi : j'ai inutilement *renou-*
» *velé les cuirs sur le dos de huit vaches, à quatre*
» *reprises* (3).

» En essayant de la communiquer par la voie des
» frictions, soit avec les mains imprégnées de virus,
» soit avec du foin, soit avec des peaux infectées,
» les bestiaux soumis à ces expériences ont tous con-
» servé leur santé.

» J'ai inutilement piqué, à diverses reprises, le
» cuir des bestiaux sains, avec un scalpel trempé
» dans le pus des bestiaux malades, l'épizootie ne
» s'est point communiquée par ce moyen ; la dureté
» du cuir et les poils nettoyaient sans doute l'ins-
» trument, avant qu'il pénétrât plus avant. »

Il avait dit plus haut que l'inoculation, avec des
plumasseaux infectés, avait communiqué la maladie ; et, quelques lignes plus bas, à la manière dont
il décrit l'effet de ces plumasseaux, on voit que ce

(1) *Exposé des moyens curatifs,* etc. p. 9.
(2) *Id.* p. 12.
(3) *Id.* p. 102, 103, 105.

n'est pas positivement la maladie qu'il a communiquée, mais un mal local, des plaies qui sont devenues gangreneuses, et près desquelles, suivant ses propres expressions, le ramollissement putride des chairs s'étendait profondément jusqu'à l'os.

Mais une preuve sans réplique de la légèreté avec laquelle ce savant a fait ses expériences, c'est ce qu'il nous dit (p. 105) : « J'ai trempé des tampons imbi-
» bés dans les huiles grasses et aromatiques, je les
» ai exposés à la vapeur de l'acide sulfureux volatil,
» comme le recommande M. Mauduit, ou à celle
» du sel marin, par l'acide vitriolique ; je les ai
» mouillés par l'alkali volatil, et l'épizootie s'est
» communiquée aussi facilement. »

Comment l'auteur nous persuaderait-il que des fumigations acides, faites avec soin et exactitude, ne détruiraient pas le virus de la maladie ?

Une maladie épizootique s'est manifestée sur les bêtes à cornes des environs de Paris. D'après la description que nous en a donné M. Huzard, il est difficile de croire qu'elle ne fût pas une espèce de typhus semblable à celui des hôpitaux et des camps, contracté par les bestiaux traînés à la suite des armées ennemies, maladie dont la propagation, ainsi que nous l'avons vu, présente des phénomènes qui simulent une vraie contagion.

Il n'est point invraisemblable, en effet, que ces animaux souffrans, soumis à des marches forcées, mal soignés, mal nourris, épuisés par la faim et la fatigue, souvent entassés dans des écuries resserrées et étroites, n'eussent pu, n'aient dû même contracter des maladies fâcheuses, et la surface de leur corps s'imprégner de miasmes auxquels plusieurs d'entre eux ont pu devenir insensibles par l'habitude. Nous ne répéterons point tout ce que nous avons déjà dit à ce sujet, et renvoyons, à cet effet, au Chap. V.

Il n'y a pas jusqu'aux insectes, et surtout les vers à soie, qui ne soient singulièrement incommodés lorsque l'air des appartemens où on les élève n'est pas constamment renouvelé. Depuis dix ans, nous ne sommes parvenus à nous préserver des maladies qui les affectent, et assurer la réussite de ces chenilles précieuses, qu'en établissant, dans ces mêmes appartemens, de larges et nombreuses ouvertures, qui assurent continuellement et forcément le renouvellement de l'air.

Des épizooties périodiques attaquaient annuellement les jeunes poules d'Inde élevées en grands troupeaux. Nous observâmes qu'on les tenait dans des endroits bas, au rez-de-chaussée, bien fermés, et dans la saleté : nous y avons remédié et ces animaux ont cessé d'être atteints.

On disait la maladie contagieuse; celle des vers à soie, dite *dragée,* passait pour l'être également; nous avons mêlé de ces vers malades à d'autres vers qui se trouvaient dans des ateliers sains et nous n'en avons observé aucun inconvénient.

CHAPITRE IX.

PRÉSERVATIFS.

UNE foule de maladies qui désolait l'espèce humaine, semble fuir devant les progrès des arts utiles et le perfectionnement de la culture des terres (à mesure que les sociétés prospèrent, la surface de la terre change d'aspect, elle se revêtit de nouvelles formes). Telle est aussi l'influence d'un bon ou d'un mauvais gouvernement; les pays les plus malsains deviennent habitables, les plus salubres deviennent exposés aux plus terribles accidens.

L'Égypte, de laquelle les inondations du Nil et les marais du Delta doivent écarter toute espèce d'habitation, devint l'un des pays les plus beaux et les plus fertiles, si nous devons du moins en juger par son immense population. Qu'est-elle redevenue aujourd'hui?

Qu'elle n'a pas été la population d'une foule de villes de l'Italie, dans le tems des républiques du moyen âge (1), et quel n'est pas l'état actuel de la plupart d'entre elles?

Tandis que la ville de Constantinople et les états du grand-seigneur, si florissans, sont aujourd'hui le repaire de tous les fléaux et de toutes les maladies, les États-Unis de l'Amérique, environnés de toutes

(1) *Voyez* l'histoire qu'en a donné M. Sismonde de Sismondi.

les causes possibles d'insalubrité, marchent d'un pas
assuré et ferme vers une prospérité toujours crois-
sante, et font disparaître les obstacles dont le climat,
les eaux et les terres les avaient comme à l'envi en-
tourés.

On n'entend plus parler de ces épidémies multi-
pliées, de ces pestes si fréquentes autrefois en Angleterre, en France, et dans les autres états policés de
l'Europe. L'état sauvage où se trouvent tant de provinces russes disparaîtra bientôt aussi, si l'on ne cherche point à tromper le prince magnanime qui les
gouverne, si l'on ne lui fait point illusion par de
faux exposés, si les gouvernés eux-mêmes, guidés
par un amour-propre et des intérêts mal entendus,
ne cherchent point à se tromper eux-mêmes et à se
donner le change sur des causes d'insalubrité qui ne
peuvent pas exister dans la plus grande partie des
contrées qu'ils habitent. Quelle différence pour cet
empire, si le quart des sommes employées en guerres
étrangères eussent été utilisées en canaux d'irriga-
tion et d'écoulement, en encaissement du lit des rivières, en comblement des marais ; calculés sur un
plan général et méthodique. Au lieu de cela, on
cherche à y attirer à grands frais des colonies composées d'étrangers, tout-à-coup transportés dans un
pays malsain. Déjà nous avons eu l'occasion d'en
dire quelque chose.

Sans doute l'engorgement des eaux dans les canaux d'écoulement, les terres et les bas-fonds couverts d'eau pendant plusieurs mois de l'année, les
prairies marécageuses, les bois et les forêts devenus
impraticables, sont les conséquences d'une culture

négligée ou abandonnée ; mais le desséchement des grands marais, les travaux des grandes rivières et des fleuves, l'écoulement des eaux surabondantes des grands lacs, leur maintien pendant toute l'année à la même hauteur, tous les travaux, enfin, qui ne peuvent s'obtenir qu'à force de bras et de dépenses, qui exigent le concert unanime de toutes les volontés, des plans généraux où l'on ne consulte que le bien de la société et non des intérêts particuliers, ces travaux, disons-nous, ne peuvent s'obtenir que du gouvernement ; nul bien, nulle restauration, nulle espérance de changement favorable ne peut être conçue que par lui, parce qu'à lui seul est dévolue la puissance de les faire exécuter.

Certainement, les mêmes causes qui ont anéanti l'agriculture ou qui l'ont empêché de s'établir dans les états romains, ont produit aussi l'insalubrité ; mais ce dernier effet n'est pas absolument lié au premier, tandis qu'il est inséparable du second.

Un pays inculte peut n'être pas malsain, mais un pays malsain ne peut pas être bien cultivé : car il est évident qu'il ne peut exister de culture, ou une bonne culture là où les hommes ne peuvent pas habiter.

Cette distinction, sur laquelle nous ne saurions trop revenir, est extrêmement essentielle. — Toutes les fois que, pour tenter quelques améliorations, certains papes, à l'exemple de Léon X, ont voulu travailler (par la culture des terres) au rassainissement de la campagne de Rome, et qu'ils ont attiré chez eux une population artificielle, avant de procéder au desséchement de quelques marais voisins ; toutes

les fois que de grands propriétaires, bercés des mêmes
espérances, ont fait arriver dans leurs possessions
des cultivateurs et des colons étrangers, les maladies, la mort ou la fuite de ces malheureux n'ont
pas tardé à convaincre de l'insuffisance et du danger de pareilles entreprises.

Pie VI épuisa ses trésors en entreprises dans les
Marais Pontins, à peu près inutiles à la salubrité de
Rome, tandis qu'il laissait multiplier aux portes de
sa capitale toutes les causes possibles d'infection.

Pie VII, animé du même désir de faire le bien
de son pays, mais encore trompé sur les moyens d'y
réussir, rendit cette fameuse loi qui ordonnait la
division des grandes fermes, leur division et subdi-
vision dans les proportions les plus exiguës, cassait
tous contrats et tous baux qui s'y opposeraient,
tous testamens, toutes substitutions contraires, abo-
lissait les droits de prélation, etc. etc. etc. ima-
ginant qu'il allait rétablir incontinent la salubrité
par l'agriculture et une population factice, tandis
que dans le même moment on achevait de ruiner
celle de quelques villes qui existaient encore, en au-
torisant dans leurs environs l'établissement de nouvelles rizières (1).

Voilà dans quelles mesures, on peut dire révolu-
tionnaires et de bouleversement des propriétés, des
idées fausses sur les causes de l'insalubrité entraî-
naient ce gouvernement. Cette même loi établissait

(1) Ronsiglione, Citta-Castellana, Nepi. *Voyez* les divers
Mémoires en faveur des habitans de Viterbe contre les propriétaires de ces rizières, et les Mémoires en faveur de ceux-ci
par des médecins de Viterbe et de Rome.

encore une taxe sur les terres ; au bout d'un certain tems, une gratification double ou triple sur celles qui seraient semées ou plantées selon certaines directions, des amendes considérables contre ceux qui abandonneraient leurs entreprises, etc. etc. (1), comme si ce devait être la population qui chassât le mauvais air, et que ce ne fût pas, au contraire, et constamment, le mauvais air qui chasse la population et fait abandonner la culture (2).

Une autre erreur que je dois signaler ici, puisqu'elle tendrait, par la trop grande sécurité qu'elle inspire, à faire négliger d'autres précautions plus indispensables : une foi trop implicite dans l'efficacité des lazarets et des quarantaines, dans celle des cordons et des barrières, ne contribueraient pas à nous exposer à moins de maux ; car si l'on se confie entièrement dans ces moyens d'empêcher le fléau, on négligera nécessairement tous les autres.

Bien loin de conseiller de ne pas employer ces moyens, nous entreprenons de prouver seulement qu'ils sont insuffisans, et qu'il est nécessaire au salut public de les considérer comme tels. A Odessa, par exemple, où l'on se contente d'établir des lazarets, l'expérience nous apprend que les soins extrêmes que l'on se donne, et les dépenses infinies dans lesquelles on se jette, n'ont pas toujours empêché l'introduction de la fièvre jaune et de la peste ; et l'on ne peut s'empêcher d'en convenir, la manière de se propager qu'on lui prête souvent, serait si subtile,

(1) Voyez le *Molto proprio* du 15 septembre 1802.
(2) A tous les pas dans les états romains on trouve de nouvelles preuves de cette vérité.

que toute espèce de précaution doit être considérée comme insuffisante et secondaire. Examinons la chose de près.

On sait combien la laine, le coton, les plumes, sont regardés comme propres à conserver et à transmettre la peste; on se rappelle tout ce qui a été raconté de marchandises et de hardes conservées longues années, qui ont ranimé le feu de la contagion; on se rappelle tout ce que les divers auteurs se sont plu à nous raconter à ce sujet; ils fourmillent d'exemples plus extraordinaires les uns que les autres (1). L'on devrait donc croire que lorsqu'il arrive des marchandises du Levant, et qu'on les dépose au lazaret, on s'empresse de les sortir aussitôt de leurs enveloppes, de les soumettre à l'air et même à des fumigations.

Certainement, si quelque chose peut être soupçonné de transmettre la peste, ce sont ces marchandises : car cette redoutable maladie, régnant habituellement en Turquie, et les Turcs ne prenant aucune précaution pour s'en garantir, il doit nécessai-

(1) Il y en a un, entre autres, qu'ils citent presque tous avec une certaine complaisance, d'après Diemerbrock, de cet apothicaire de . . . . qui, ayant remué du bout du pied de la paille qui avait servi au lit d'un pestiféré, jetée depuis dix à douze mois dans le coin d'une cour et déjà à demi-pourrie, se sentit pris à l'instant d'une douleur à la jambe et périt de la peste le lendemain.

Qui ne connaît pas l'histoire plus récente d'un habit noir qui ayant appartenu à M. Hyldebrandt, de Vienne, porté pendant une épidémie de fièvres-scarlatines, à Vienne, mis de côté pendant plus d'un an, repris ensuite et porté dans la Podalie y transmit la maladie. Ces exemples du danger de recevoir chez soi les médecins, sont bien faits pour inspirer le désir de prendre des précautions avec eux.

rement arriver qu'une bonne partie a passé par des mains de pestiférés, soit qu'elles aient été transportées par eux, ou maniées, ou emballées, ou travaillées, ou imbues des miasmes de leur respiration, et passées par tant de mains, qu'il serait difficile qu'il n'y en eût pas toujours de très-suspectes.

Voici néanmoins ce qu'on en fait dans ces lazarets : j'emprunterai mes citations d'un auteur dont le monde respecte le nom et le caractère.

« A Marseille, les balles de coton sont exposées » en plein air, et tous les dix jours, on ouvre une » couture des sacs (1). A Venise, les balles de co- » ton non filé et la laine filée (c'est-à-dire celle qui » a passé par un plus grand nombre de mains), le » poil de chameau et le castor en sacs ne *sont ou- » verts que d'un côté,* et les porte-faix sont obligés » tous les jours d'y enfoncer leurs mains et leurs » bras nus dans différentes places, jusqu'à moitié » du sac ; alors on recoud ce côté du sac, on le re- » tourne, on le découd de l'autre côté, etc. etc. (2).

» Les bougies et les chandelles sont sujettes à la » quarantaine, à cause du coton qu'elles renfer- » ment (3).

» Beaucoup d'articles sont exempts de la quaran- » taine, lorsqu'ils viennent sans enveloppes. — Les » graines, les écorces, le sucre, les fromages, le » beurre, les pignoli, les fruits verts et secs, la » viande fumée ou salée, les liqueurs, les vins, les

(1) *Histoire des principaux lazarets de l'Europe,* par M. HOWARD, p. 8.
(2) *Id. id.* p. 67.
(3) *Id. id.* p. 69.

» raisins de Corinthe et les bois, *quoiqu'enveloppés*
» *de canevas* (1).

    » **Les lettres sont parfumées, trempées dans le vi-**
» naigre, ouvertes, etc. etc. etc., et l'on ne souffre
» pas que les porte-faix laissent traîner aucune par-
» celle de laine ou de coton sur la terre, dans les
» endroits qui servent de passage (2). »

    Quelles disparates! quelles minuties d'un côté,
quelle négligence de l'autre! quelles distinctions ar-
bitraires!....

    Ailleurs (3), des négocians anglais, établis à Cons-
tantinople, informent M. Howard de la manière
dont les Hollandais font la quarantaine, après avoir
chargé leurs bâtimens dans le plus fort de la peste.
« A leur arrivée à Helvoetsluis, on envoie un mé-
» decin à bord pour visiter l'équipage, ce qu'il fait
» *en tâtant le pouls* de chaque individu; cela fait,
» il retourne à terre et va rendre compte de l'état
» de leur santé.... On ouvre les *écoutilles,* pour faire
» prendre l'air *aux marchandises* qui sont *à la*
» *cale*, on n'y touche aucunement, jusqu'à ce que
» les quarante jours soient expirés; alors on les dé-
» barque et on les transfère dans les magasins ou
» dans les vaisseaux destinés à les transporter en An-
» gleterre.... Ils ajoutent que le mépris total de tou-
» tes précautions donne un tel avantage au com-
» merce des Hollandais en Turquie sur le leur, qu'il
» porte leur gouvernement à négliger les risques
» qu'il fait courir à sa nation. » (Il nous semble

(1) *Hist. des princ. lazarets de l'Europe,* par Howard, p. 71.
(2) *Id. id.* p. 47.
(3) *Id. id.* p. 96.

qu'il en fait bien autant courir aux Anglais qui les reçoivent immédiatement après.)

Conçoit-on que de telles précautions soient susceptibles de garantir les états policés de la contagion, si la maladie avait à s'y introduire de cette manière? On sent que la plupart de ces règles et leurs nombreuses exceptions n'ont été dictées que par le caprice ou le besoin, jamais par l'expérience ni aucun fait authentique ; il serait donc peu sage de s'y fier ; M. Howard, au surplus, nous prévient lui-même que la quarantaine est devenue presque inutile à Venise, que les lazarets ne servent plus qu'à placer des officiers et des gens infirmes.

Cela nous rappelle un passage de l'ouvrage de M. Ollivier, à peu près sur le même sujet, encore plus curieux (1).

« Lorsque les négocians sont enfermés, dit-il, en » tems de peste, un pourvoyeur connu apporte jour- » nellement chez eux les substances alimentaires » qu'on lui demande, et les dépose dans un grand » baquet rempli d'eau. — *Le pain seul est excepté ;* » le besoin, sans doute, a fait établir l'opinion qu'il » n'est susceptible de transmettre le venin de la peste » que lorsqu'il est chaud, et qu'il n'y a rien à crain- » dre de le recevoir froid. C'est au moyen de ces » précautions, *toutes incomplètes qu'elles sont,* que » les Européens se *garantissent toujours* de cette ter- » rible maladie. »

Ainsi, du propre aveu de deux hommes, sur la véracité desquels on ne peut élever le plus léger

(1) *Voyage dans l'empire Ottoman,* t. I, p. 143 ; *in-4°.*

doute, les précautions prises dans les lazarets, à l'arrivée des marchandises pestiférées, et celles que l'on prend dans le quartier des Francs, dans les Échelles, seraient incomplètes, insuffisantes, dictées par le caprice ou le besoin, et jamais soumises à la raison ou à l'expérience. Ce n'est donc point assurément trop faire que d'avertir de n'avoir pas à y prendre une confiance plus grande qu'elles ne le méritent.

Ce serait encore ici le cas de remarquer que la quarantaine forcée, à laquelle ont été soumis les ports d'Alexandrie et de Rosette, n'en ont pas écarté la peste, et que cette maladie reparaît tout aussi souvent à Tunis, depuis qu'on y a introduit cet usage des Européens, qu'elle y paraissait auparavant (1).

Au dernier chapitre de cet ouvrage, nous entrerons dans quelques détails sur des moyens plus efficaces et plus assurés d'anéantir les causes du mal.

Ceux à employer pour prévenir celles de la fièvre des prisons, ne sont ni si dispendieux, ni si compliqués, ni si difficiles. Me croirait-on si je disais qu'il existe pour cela des moyens assurés peu dispendieux, extrêmement simples, faciles à concevoir, exécutables partout, en peu de tems; qu'ils ont été indiqués d'une manière claire, précise, par un de nos savans les plus recommandables; qu'ils sont connus et consignés dans le *Recueil des Mémoires de*

(1) Par la raison que les Turcs restant toujours au même degré de stupidité, et les arts n'y faisant aucun progrès, tout ce qui peut entretenir la salubrité y est négligé; le lazaret lui-même est placé dans un lieu qui doit être l'un des plus malsains de tous les environs de Tunis. (Voyez le *Voyage de* VOLNEY *en Syrie* et l'*Itinéraire de M.* DE CHATEAUBRIAND).

l'Académie royale des Sciences de Paris (1), depuis plus d'un demi-siècle, et qu'on les emploie avec avantage dans bien des cas particuliers. Pourquoi ne sont-ils pas d'un usage général? Comment se fait-il que nos prisons, nos hôpitaux, nos casernes même, deviennent encore des foyers d'infection, d'où sont parties des maladies qui ont anéanti des armées entières, et répandent parmi les citoyens la désolation et l'effroi?

M. le comte de Rumford a démontré que l'air se renouvelait difficilement par les croisées et les ouvertures latérales (2) ; mais comme tous les fluides, il tend à monter par la chaleur, et devient plus pesant par le froid. Or, comme la température extérieure diffère presque toujours d'avec la température intérieure, comme il y a d'ailleurs mille moyens pour provoquer cette variation, il en résultera nécessairement des courans continuels de bas en haut et de haut en bas, dans les appartemens où l'on aura établi des ouvertures dans le haut et fermé celles qui sont latérales. De même alors qu'un courant d'eau suffisant qui arrive dans une marre en renouvelle et en rafraîchit les eaux, entraîne les produits de la décomposition des corps organisés, à mesure qu'ils se forment, et les empêche de s'accumuler ; de même

(1) Année 1748, p. 1. Mémoire intitulé *Différens Moyens pour renouveler l'air des infirmeries et généralement de tous les endroits où le mauvais air peut gêner la respiration* (par M. Duhamel). *Voyez* encore la note insérée au bas de ce Mémoire, où l'on indique un ouvrage sur le même sujet, traduit de l'anglais de M. Suton, où il propose à peu près les mêmes moyens pour renouveler l'air des vaisseaux.

(2) *Bibliothèque Britannique.*

14

aussi un courant d'air frais qui passe constamment à travers le cachot d'une prison, en entraîne les exhalaisons des individus qui s'y trouvent renfermés, et les empêche de s'y concentrer et de s'y corrompre.

Ainsi, dans une salle d'hôpital, dans un navire (1), comme dans tout autre appartement, le premier soin sera de pratiquer de nombreuses et larges issues, et de condamner, autant qu'il sera possible, les ouvertures latérales.

Il n'y a pas de bâtiment, il n'y a pas même d'appartement particulier où il ne soit possible de faire les changemens prescrits ou d'analogues. Toute accumulation de vapeurs chargées de miasmes devient impossible; car il n'y a plus de stagnation là où des courans continuels se trouvent forcés et établis par la nature même des fluides qui les forment (2).

Il en résulte d'autres avantages inappréciables : on a celui de pouvoir réchauffer alors les appartemens sans l'inconvénient ordinaire d'augmenter l'infection et de favoriser la formation des miasmes; au contraire, la chaleur qui est si nuisible ailleurs, accélère ici l'expulsion du mal.

(1) Est-il possible de concevoir, par exemple, que ces moyens n'aient pas été adaptés aux navires qui font la traite, etc...? Combien il est difficile d'opérer le bien !

(2) M. Duhamel entre à cet égard dans tous les détails convenables et donne les plans dans lesquels ils pourront être construits ; nous nous permettrons seulement d'observer que la force de ces courans doit être proportionnée à la capacité du local ; une petite ouverture ou même plusieurs petites n'équivaudraient pas à une grande; on sait qu'un feu de cheminée dans un appartement suffit pour y établir des courans assez puissans pour en enlever les miasmes.

Celui de ne plus exposer des malades affectés de plaies et de blessures par des pansemens inconsidérés, au milieu de sales infectées, etc. etc. etc....

Les malades ne sont plus incommodés par le froid et les courans d'air latéraux des croisées ouvertes ; ils ne sont plus surtout exposés dans les pays de mauvais air, au danger particulier de ces courans directs, dont l'insalubrité, ajoutée à celle des hôpitaux, complique tellement la maladie, qu'elle en devient quelquefois tout-à-fait pestilentielle.

Un hôpital des prisons, des ateliers de charité pourraient donc être établis avec sécurité dans un pays insalubre, où l'on observerait exactement toutes ces précautions dans les grandes chaleurs ; on pourrait établir des courans d'air frais, en les provoquant au moyen de quelques fourneaux placés au sommet des édifices, et faisant épurer l'air, qui y arriverait à travers des corps et par des circuits où il déposerait les miasmes dangereux dont il serait chargé.

Ce que nous disons des hôpitaux est tout aussi praticable pour les maisons particulières, soit dans les villes et les grandes manufactures, soit même à la campagne et dans les grands corps de ferme. On s'y mettrait parfaitement hors de l'influence directe des vents pernicieux ; mais une des précautions les plus essentielles sera d'y proportionner la force de ces courans à la capacité du local. Vingt soupiraux de quatre pouces de côté n'équivaudraient pas à un seul qui en aurait vingt, et c'est ce que nous avons personnellement eu l'occasion de vérifier plusieurs fois.

Précautions personnelles.

Lorsqu'on sort, ce ne doit jamais être après le coucher du soleil, ni à son lever.

Si l'on y est forcé, ce ne serait jamais à jeun et sans avoir soin de porter devant la figure quelque chose qui intercepte l'accès direct de l'air dans les conduits de la respiration, ne fût-ce même qu'une gaze.

Les ouvriers de terre n'iront au travail qu'une heure ou deux après le lever du soleil ; ils compenseront le tems perdu en se reposant moins le gros du jour. On ne permettra pas qu'ils se couchent ou dorment sur la terre.

Leur nourriture sera composée d'alimens de bonne qualité, abondante en raison du travail : car il faut que les forces soient soutenues et réparées promptement.

Les gens de ville auront à éviter, pendant la saison dangereuse, les excès qui affaiblissent ; faire un grand usage de café, de chocolat, de bon vin et d'aromates ; ce sont des prescriptions qui ne devront pas leur répugner beaucoup (1). Ils y ajouteront celles déjà indiquées, qui leur sont applicables.

Nous les prescrivons pour les militaires, pendant la saison suspecte. Elles devraient surtout faire partie de la discipline la plus rigoureuse.

Les appels du soir et du matin seraient strictement

(1) Voyez ce qu'en dit M. Perron, l'un des savans qui faisaient partie de l'expédition du capitaine Baudin.

exécutés, l'ivrognerie punie comme une faute grave ; mais la distribution d'eau-de-vie et de bon vin aux sentinelles, surtout pendant la nuit, considérée comme indispensable.

Le masque, ou l'étoffe, ou la gaze devant la bouche et le nez, seraient surtout ordonnés pendant la nuit, sous les peines les plus graves.

Se laver la bouche et le nez, ne jamais panser les plaies dans un hôpital ou un appartement suspect, non plus qu'en plein air, si c'est la contrée qui est infectée.

Dans le cas où toutes ces précautions ne seraient pas suffisantes, ou qu'on aurait des motifs de ne pas les croire telles, une grande ressource reste encore, c'est celle des fumigations acides, découverte brillante autant qu'utile, et qui offre un moyen aussi prompt qu'il est assuré, de purifier en peu de tems les lieux les plus infects.

Nous ne devons pas négliger d'observer que ce moyen est néanmoins tombé dans une sorte de discrédit; quelle peut en être la cause? Nous croyons que c'est parce qu'on en a trop exigé.

Dès qu'on a fait une ou deux fumigations, on croit que l'effet doit en être durable; on ne pense pas que les vapeurs et les miasmes, dont le foyer a une grande activité, se renouvellent continuellement, et qu'il est nécessaire d'y proportionner le nombre des fumigations. Il résulte de cette nécessité, sans cesse renaissante, qu'on se lasse trop souvent de recourir à un remède momentané; ou l'on cherche à élever des doutes sur son efficacité, ou l'on cesse d'en faire usage.

On sent que ce qui est bon pour des vêtemens im-
bus du poison, pour des hôpitaux infectés qu'il s'a-
git de purifier au moment où l'on prend toutes les
précautions nécessaires pour que les mêmes accidens
ne se renouvellent plus ; ce qui peut être excellent
pour purifier des appartemens ouverts et aérés à con-
tre-tems, ne vaut plus rien lorsqu'il faut lutter contre les effets puissans et constamment reproduits de
la nature ; tous les acides du monde ne suffiraient
pas à neutraliser les miasmes d'un seul marais.

L'expérience la plus étendue de ce genre, dont
j'ai eu quelque connaissance, est celle qui fut faite
dans les marais de la Hollande, et dont l'on trouve
quelques détails dans les *Annales de Chimie* pour
1812 ou 1813. Il paraît qu'on y faisait des fumigations même en plein air. Les ouvriers nombreux occupés aux travaux de quelques fortifications avaient
un flacon désoxigénant suspendu à leur bouton-
nière (1), et on les obligeait à se laver les mains dans
la liqueur même ; mais il est à présumer, d'après le
silence qu'on a gardé depuis, que tous ces soins n'ont
abouti à aucun résultat satisfaisant.

On trouve dans le 41e volume du *Journal général de Médecine*, un rapport sur la peste ou autres
maladies contagieuses accompagnées d'une grande
mortalité, qui a été fait en Angleterre, en consé-

(1) Cette idée était très-bonne ; les vapeurs qui s'exhalent de
ces flacons peuvent atteindre et neutraliser les miasmes au moment où ils sont introduits dans les conduits de la respiration,
et nous ne doutons pas que cette précaution, jointe à celles
que nous venons de prescrire, n'eussent été très-efficaces, si,
surtout, on eût établi une discipline sévère pour les faire exécuter, mais ce qui n'est vraisemblablement pas arrivé.

quence des ordres du roi, par une association de médecins du premier mérite, chargés d'indiquer les précautions les plus capables de garantir la société de ces fléaux.

On y indique une longue suite de précautions si excessivement compliquées et sévères, qu'elles nous paraissent absolument inexécutables.

On y entre dans beaucoup de détails sur les purifications et les fumigations, et l'on place en première ligne celles faites avec du soufre mêlé à un tiers de poussière de charbon, genre de fumigation aussi incommode que dangereux pour les assistans. Cependant, les fumigations acides qui ne présentent aucun de ces inconvéniens, et tous ces avantages, n'y sont placés qu'en seconde ligne. Voudrait-on en connaître la raison? C'est qu'il ne faut pas oublier, observe-t-on, qu'en admettant que ces vapeurs acides possèdent les vertus anti-contagieuses qu'on leur a attribuées dans les cas particuliers où on les a employées, il serait peu philosophique d'en conclure qu'elles doivent avoir la même vertu dans d'autres maladies.... Par exemple, nous supposons qu'il est prouvé que les fumigations acides détruisent le poison de la fièvre des prisons; mais de cette connaissance, nous ne pouvons nullement conclure qu'il détruise aussi le poison de la petite vérole, de la rougeole ou de la peste.

Nous ne pouvons comprendre comment il serait peu philosophique qu'un acide en vapeur ne brûlât pas les corpuscules quels qu'ils soient, auxquels il s'attache, et n'en changeât pas la nature. M. Krincshank a fait des expériences sur le pus de la petite vérole et de la vaccine, qui auraient dû être connues à l'époque de ce rapport. — Nous n'aurions pas relevé ce passage, ni même parlé de l'ouvrage entier (1), si le traducteur, M. Maunoir, ne nous eût averti que ce rapport était fait par..... (2)

Les précautions que nous avons décrites sont, sous tous les rapports, bien plus simples et moins embarrassantes ; on ne manquera pas cependant de les trouver encore trop gênantes. Les hommes nés dans les pays de mauvais air, sont faits au danger et ne s'en inquiètent pas ; d'ailleurs, les hautes classes sont moins exposées.

C'est au gouvernement, dans ce cas, à y veiller ; c'est à ceux qui président à la santé publique, aux hôpitaux, aux prisons ; c'est au commandant d'un vaisseau, à celui d'une armée, qu'il écheoit de prendre les mesures convenables.

C'est pour avoir négligé des soins que la discipline militaire rendront extrêmement faciles, que des armées entières ont disparu, que le sort des plus grands empires a été décidé, et que bien souvent les chefs eux-mêmes ont été les premières victimes.

Il est évident que la mort d'Alexandre, attribuée gratuitement à un crime, ne fut l'effet que d'une fièvre de mauvais air. Les plaines qu'arrose l'Euphrate sont basses et absolument plates ; les digues servaient à les défendre des crues extraordinaires du fleuve, lorsqu'elles venaient à être brisées. Les historiens nous apprennent que toutes les

(1) Qui ne contient absolument rien d'instructif ni de nouveau. *Journal général de médecine*, t. LI, p. 325.

(2) Le nom est en blanc dans le manuscrit.

terres restaient inondées; Alexandre lui-même avait pris soin de les faire réparer, ce qui annonce que quelque accident de ce genre avait eu lieu sous son gouvernement. Le récit de sa maladie prouve évidemment qu'elle fut causée par une fièvre de mauvais air, et il n'est pas moins évident qu'Éphestion avait succombé quelque tems auparavant à la même cause.

Si du tems de saint Louis on eût eu quelques notions sur l'influence puissante des effets du mauvais air, est-il probable que ce bon prince fût venu s'établir sur les ruines de Carthage, entre deux marais infects, au milieu de l'été? Imaginerait-on qu'il eût choisi Aigue-Mortes, lieu non moins dangereux à la santé, pour un des rendez-vous principaux de l'expédition de l'embarquement?

Il est curieux et instructif tout à la fois, lorsqu'on a la clé de toutes ces choses, d'y donner la seule explication qui leur convienne. Je ne puis m'empêcher d'en citer encore un ou deux exemples.

Potemkin mourut près de Jasi; le philantrope M. Howard, à Cherson, et c'est pour ainsi dire immédiatement après, que M. Clark, passant dans ces contrées, y recueillit les détails qu'il nous donne sur ces événemens. Dans l'intervalle de l'un des accès de la fièvre pernicieuse dont il était attaqué, le premier veut quitter la ville, il part accompagné de sa nièce, et bientôt, pris d'un nouvel accès, descend de voiture pour prendre l'air et se procurer de l'eau; cet homme, naguère si puissant, expire misérablement dans un fossé, sur un grand chemin, sans que per-

sonne sache lui donner aucun secours ou aucun con-
seil (1).

Les détails qui concernent le respectable M. Howard sont d'une nature bien plus curieuse encore.

Il était à Cherson, comme nous l'avons observé,
on vint le prier d'aller visiter une dame malade,
dont l'habitation était à vingt-quatre milles de là.
Il y fut une première fois, il y retourna une seconde, par un tems affreux, sur un mauvais cheval
de carosse habituellement employé à faire tourner
une roue de puits; il eut ses vêtemens mouillés par
la pluie, et les garda sans les faire sécher; il trouva
la malade à toute extrémité, et fait entendre qu'il se
sentit saisi du même mal au moment où il passa sa
main sous les draps du lit pour lui tâter le pouls (2).

Il est de la plus grande évidence, d'après cet exposé, que M. Howard ne vivant que de légumes, ne
buvant que de l'eau, dans un pays aussi malsain que
celui où il se trouvait, devait être extrêmement susceptible, et n'avoir en lui-même aucune force de résistance quelconque, non-seulement pour braver
l'effet du mauvais air, mais encore pour supporter
une fatigue telle qu'il se la donna à deux reprises.

Tant qu'avec une petite constitution et un tem-
pérament faible et débile, il avait gardé le régime,
les ménagemens et le genre de vivre qui est propre
à cette manière d'être, il s'était naturellement et
sans s'en douter, soustrait du moins à l'action des
miasmes dans les momens où elle est la plus dange-

(1) *Voyage de Clarke*, t. III, p. 48 et suivantes.
(2) *Id. id.* p. 56.

reuse; mais dès qu'il se fut livré à une fatigue extraordinaire et trop forte, fatigue qui elle seule eût
été une espèce de maladie pour lui, l'influence du
mauvais air n'éprouva plus aucun obstacle; il fut
à l'instant saisi, pendant une traversée aussi impru-
dente, dans un pays malsain, par une pluie battante.

Remarquez qu'il attribue la cause de son mal à
l'influence que la malade exerça sur lui au moment
où il passa la main sous ses couvertures.

Remarquez encore qu'il croit que c'est en s'affaiblissant par le régime que l'on peut en guérir, et vraisemblablement aussi s'y soustraire.

Les motifs qu'il donne à l'ami Priesteman, et ses
conjectures pour se persuader qu'il y succombera,
sont précisément celles qui prouvaient quelqu'espérance de sauver des jours aussi précieux que les siens.

C'est ainsi qu'allant directement à des fins contraires au but proposé, M. de Humboldt nous apprend que le gouvernement espagnol cherchait à préserver de la fièvre jaune les recrues qu'on envoyait
tous les ans à la Vera-Cruz, Écoutons ce qu'il nous
en dit (1).

« On a prodigué dans ces derniers tems tous les
» soins imaginables à ces malheureux jeunes gens nés
» sur le plateau mexicain, à Guanaxuato, à Toluca ou
» à Puebla, sans avoir réussi à les préserver de l'in-
» fluence des miasmes délétères de la côte. On les a
» laissés pendant plusieurs semaines à Xalapa (cette
» ville est dans une situation élevée, bien au-dessus
» des miasmes; l'air y est salubre, la chaleur très-
» forte), pour les acclimater peu à peu à une tem-

(1) Tome IV, p. 529 et 530.

» pérature plus élevée; on les a fait descendre à
» cheval et *la nuit* à la Vera-Cruz, afin qu'ils ne
» fussent *point exposés au soleil* en traversant les
» plaines arides de la Antiqua; on les a logés à la
» Vera-Cruz dans des appartemens bien aérés; mais
» jamais on n'a observé qu'ils fussent atteints de la
» fièvre jaune avec moins de rapidité et de violence
» que les militaires pour lesquels on n'avait pas pris
» ces précautions. »

Ainsi, c'était *la nuit* qu'on les faisait voyager, ce
qu'il fallait éviter; et on empêchait qu'ils ne fussent
exposés au soleil, tandis que ç'eût été le moment le
plus favorable de les mettre en marche.

La conclusion de ces exemples est facile . . . . .

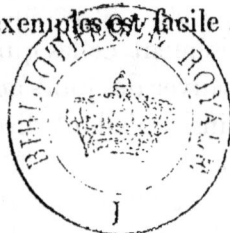

FIN.

DE L'IMPRIMERIE DE KLEFER,
AVENUE DE PICARDIE, N° 11, A VERSAILLES.

EXTRAIT DU CATALOGUE

Des Livres qui se trouvent à la Librairie de KLEFER.

HISTOIRE DE SAINT VINCENT DE PAULE, Fondateur des Filles de la Charité, des Enfans-Trouvés, etc. etc. 1 vol. in-12; édition de 1829, ornée du portrait de S. Vincent, 1 fr. 25 c.
— Le même ouvrage, 2ᵉ édition, augmentée de la Relation de la Translation des Reliques de Saint Vincent, avec la Description des principales Cérémonies qui l'ont précédée et suivie; 1 gros vol. in-12, imprimé avec soin fin juillet 1830, et orné de belles figures gravées, représentant la Châsse contenant le Saint Homme, la Sainte Vierge portant l'Enfant Jésus, Saint Jean-Baptiste et S. François de Sales. Prix, 2 fr.
— Les exemplaires reliés coûtent 75 c. de plus.

RELATION DE LA TRANSLATION DES RELIQUES DE SAINT VINCENT, avec le Détail des Cérémonies qui ont eu lieu à Paris à ce sujet; in-12 orné des gravures dénommées ci-dessus. Prix, 75 c.

PENSÉES CHRÉTIENNES POUR TOUS LES JOURS DU MOIS, suivies de LA PROVIDENCE JUSTIFIÉE. Joli vol. in-32 de 220 pages, imprimé sur papier fin en 1831. Prix, 40 c.
— Cartonné, dos en parchemin, 50 c.

LA MORALE EN ACTION, ou Élite des Faits mémorables et d'Anecdotes instructives propres à faire aimer la sagesse, à former le cœur des jeunes gens par l'exemple de toutes les vertus, et à orner leur esprit des souvenirs de l'histoire; 1 gros vol. in-12, imprimé sur papier vélin en 1830. Prix, avec 8 gravures, 2 fr. Avec 4 grav. 1 fr. 50 c. Sans grav. 1 fr.
La reliure en basane, tranche marbrée, coûte 75 c.

ÉLÉMENS DE LA GRAMMAIRE FRANÇAISE, par LHOMOND; in-12 imprimé sur papier collé, cartonné, 50 c.

EXERCICES sur les Modifications du Verbe, la Formation des Tems simples et des Tems composés, comprenant l'Affirmation que présente chaque Tems, suivis de la Liste alphabétique des mots où la lettre H est aspirée, classés par substantifs, adjectifs, verbes, etc.; par M. *Grigy*. In-12 de 24 grandes pages qu'on pourra joindre aux *Elémens*. Prix 50 c.
— Les deux ouvrages réunis, cartonnés, dos en parchemin, 80 c.

LA NOUVELLE CUISINIÈRE FRANÇAISE, contenant, de plus que tous les ouvrages du même genre, trois Traités. Le premier fait reconnaître au premier coup d'œil les œufs propres à être conservés frais d'une année à l'autre; le deuxième indique comment on distingue les bons melons, et la manière d'en faire confire l'écorce; le troisième désigne toutes les espèces de beurre, et à quel usage ils sont propres; 1 gros vol. in-18. Prix, 1 fr. 25 cent.

LA NOUVELLE MÉDECINE DOMESTIQUE, ou l'Art de conserver sa santé et de prolonger sa vie ; par M. DELARUE, baron d'Abax, docteur-médecin de la Faculté de Paris. 1 vol. in-18 récemment imprimé. Prix   2 fr.

Cet ouvrage est indispensable aux Médecins et Chirurgiens qui exercent dans les campagnes ; les gens du monde y puiseront aussi une Méthode sûre pour se soigner eux-mêmes et sans crainte d'accidens dans les maladies les plus ordinaires.

LA SCIENCE DU BONHOMME RICHARD , suivie de l'HISTOIRE DU SIFFLET, par B. FRANCKLIN, imprimeur américain ; et du TESTAMENT DE FORTUNÉ RICARD , maître d'arithmétique, par MATHON DE LA COUR. Nouvelle édition , augmentée de Notices, de Réflexions et de Notes sur le Monopole de l'Imprimerie ; par ÉR. ... K. . . . . , typographe ; 1 vol. in-32 de 128 pages, orné d'un beau portrait de Francklin. Prix, en papier grand raisin, portrait avant la lettre,   75 c.
— En papier vélin grand raisin superfin , portrait des premières épreuves,   1 fr. 50 c.
— En papiers de couleurs grand raisin tricolores , avec portrait avant la lettre ,   3 fr.

Tout ami de l'humanité doit désirer que cet ouvrage soit dans les mains de quiconque sait lire.

RÉFLEXIONS SUR LE BONHEUR DES SOTS , par NECKER , précédées d'une Notice sur sa vie. In-8º très-soigné. Prix ,   50 c.

OEUVRES DE RABAUT-SAINT-ÉTIENNE, précédées d'une Notice sur la vie de l'auteur ; 5 vol. in-18 en pap. vélin, ornés de portraits. Prix cartonnés à la Bradel,   20 fr.

Chaque ouvrage de Rabaut, précédé d'une notice sur sa vie et orné de portraits, se vend séparément comme il suit :

LE VIEUX CÉVÉNOL, ou Anecdotes sur la Vie d'Ambroise Borély, mort à Londres, âgé de 103 ans , six semaines et quatre jours ; 1 vol. in-18. Prix 3 fr. En pap. vél. cartonné à la Bradel,   6 fr.

PRÉCIS DE L'HISTOIRE DE LA RÉVOLUTION FRANÇAISE , par RABAUT-SAINT-ETIENNE, précédé d'une Notice sur la vie de l'auteur, par le comte de BOISSY-D'ANGLAS , pair de France. Nouvelle édition, dédiée au général LAFAYETTE. 1 gros vol. in-8º orné de trois beaux portraits. Prix, en papier fin, 7 fr. — En papier vélin satiné, 12 fr.
Le même ouvrage, 1 vol. in-18 orné de portraits. Prix,   3 fr.
— En papier vélin satiné, cartonné à la Bradel,   6 fr.

DISCOURS ET OPINIONS prononcés ou écrits par *Rabaut*, depuis 1789 jusqu'à sa mort ; 1 vol. in-8º orné de portraits,   6 fr.
Les mêmes, 2 vol. in-18, avec portraits,   4 fr.
— En papier vélin, cartonnés à la Bradel,   7 fr.

LETTRES A BAILLY, SUR L'HISTOIRE PRIMITIVE DE LA GRÈCE, par le même, 1 gros vol. in-18,   3 fr.
— En pap. vélin, cartonné à la Bradel,   6 fr.

LETTRE PASTORALE DE PAUL RABAUT, père de Rabaut-S.-Étienne, sur l'assassinat de Louis XVI par Damiens. In-32. Prix   50 c.

DISCOURS ET OPINIONS DE MIRABEAU (surnommé le *Démosthènes français*), précédés d'une Notice sur sa vie, par Me *Barthe*, avocat (actuellement ministre de la justice) ; 3 vol. in-8º ornés du portrait de l'auteur et d'un *fac simile* de son écriture. Prix, en papier fin, 15 fr.
— En papier vélin satiné, cartonné à la Bradel,   30 fr.

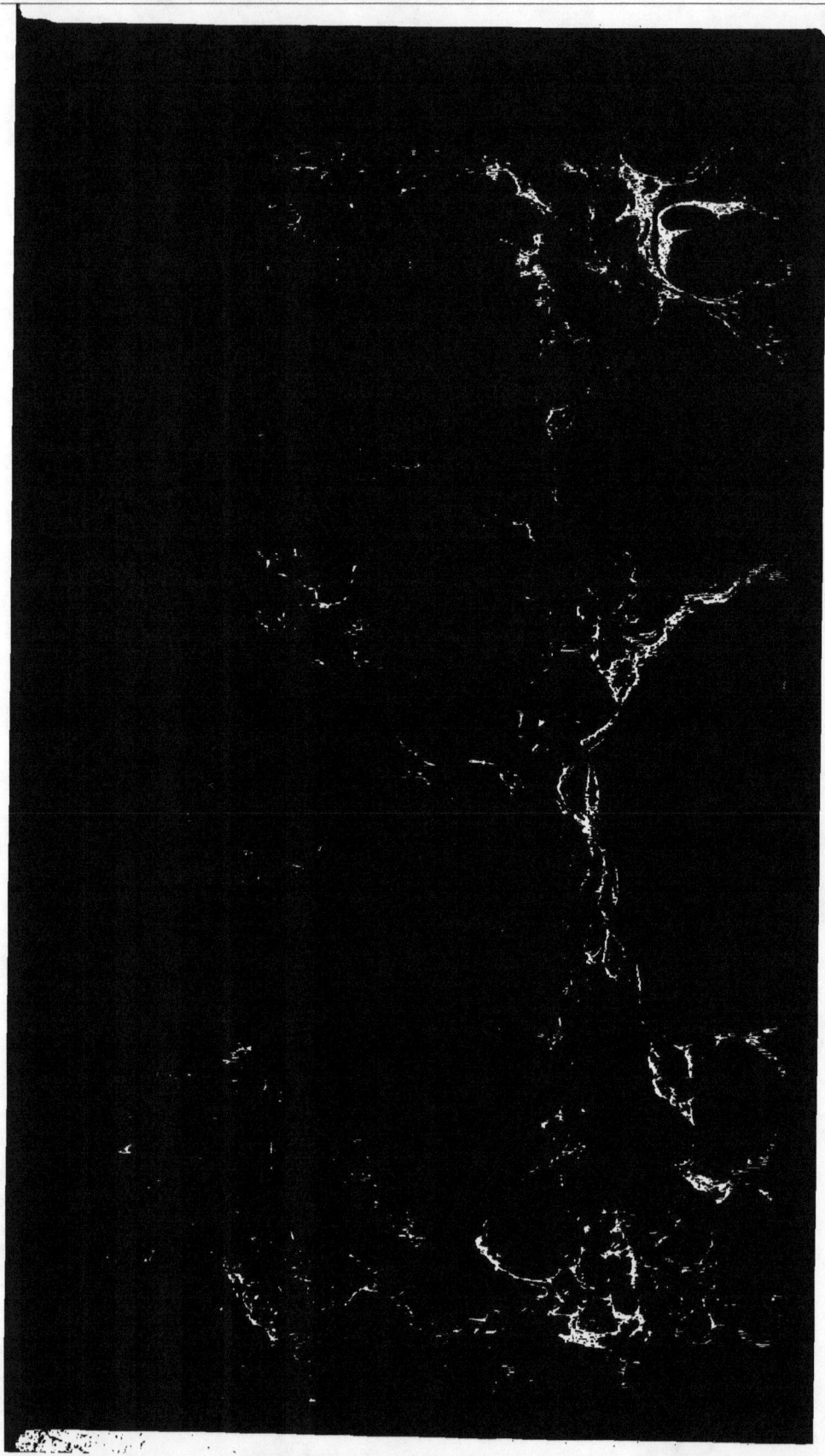

www.ingramcontent.com/pod-product-compliance
Lightning Source LLC
Chambersburg PA
CBHW072305210326
41519CB00057B/2631